ESSAI D'UROLOGIE CLINIQUE

LA

FIÈVRE TYPHOÏDE

PAR

ALBERT ROBIN,

Ancien interne en médecine et en chirurgie des hôpitaux de Paris,
Chef des travaux chimiques au laboratoire de la Charité,
Lauréat des hôpitaux (premier interne, 1872),
Lauréat de l'Institut de France (Académie des sciences, 1875),
Membre titulaire de la Société anatomique et de la Société de biologie,
Chevalier de la Légion d'honneur.

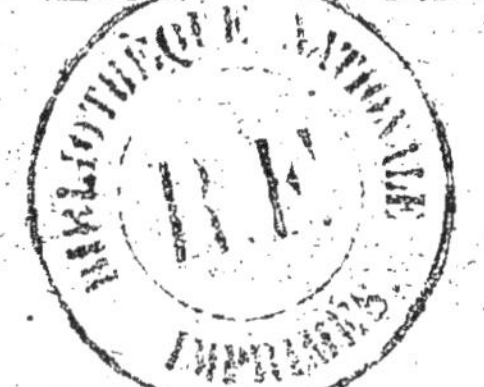

PARIS

LIBRAIRIE J.-B. BAILLIÈRE et FILS
19, rue Hautefeuille, près du boulevard Saint-Germain.

1877

LA

FIÈVRE TYPHOÏDE

DU MÊME AUTEUR :

1º **L'urine ammoniacale, ses dangers, les moyens de les prévenir.** En collaboration avec M. le professeur Gosselin (de l'Institut). *Comptes-rendus à l'Académie des Sciences.* Janvier 1874.

2º **L'urine ammoniacale et la fièvre urineuse. Recherches expérimentales.** En collaboration avec M. le professeur Gosselin (de l'Institut). *Archives générales de médecine.* Mai-Juin 1874.

3º **Traitement de la cystite ammoniacale par l'acide benzoïque.** En collaboration avec M. le professeur Gosselin (de l'Institut). *Archives générales de médecine.* Octobre 1874.

4º **Note sur l'oblitération de la veine cave inférieure.** *Archives de Physiologie normale et pathologique.* 1874.

5º **Etudes physiologiques et thérapeutiques sur le Jaborandi.** *Journal de thérapeutique.* Décembre 1874. — Septembre 1875. Ouvrage récompensé par l'Institut de France (*Académie des Sciences*).

6º **Essai de physiologie pathologique sur un cas de gangrène du poumon avec oblitération de l'artère pulmonaire,** chez un enfant atteint de rougeole et de broncho-pneumonie consécutive. *Progrès médical,* 1875.

7º **Note sur un cas d'urine bleue.** *Société de Biologie,* 1875.

8º **Etudes pratiques sur l'urine normale des nouveau-nés. Applications à la physiologie et à la clinique** (en collaboration avec M. le professeur Parrot), *Archives générales de médecine,* février, mars, 1876.

9º **Etudes cliniques sur l'urine des nouveau-nés dans l'athrepsie** (en collaboration avec M. le professeur Parrot). *Archives générales de médecine,* août, septembre 1876.

10º **Contribution à la physiologie pathologique de l'anasarque chez le cheval.** *Recueil de médecine vétérinaire,* 1876.

11º **Sur le traitement de la fièvre typhoïde par l'acide salicylique.** *Société de Biologie,* 1877.

ESSAI D'UROLOGIE CLINIQUE

LA

FIÈVRE TYPHOÏDE

PAR

ALBERT ROBIN,

Ancien interne en médecine et en chirurgie des hôpitaux de Paris,
Chef des travaux chimiques au laboratoire de la Charité,
Lauréat des hôpitaux (premier interne, 1872),
Lauréat de l'Institut de France (Académie des sciences, 1875),
Membre titulaire de la Société anatomique et de la Société de biologie,
Chevalier de la Légion d'honneur.

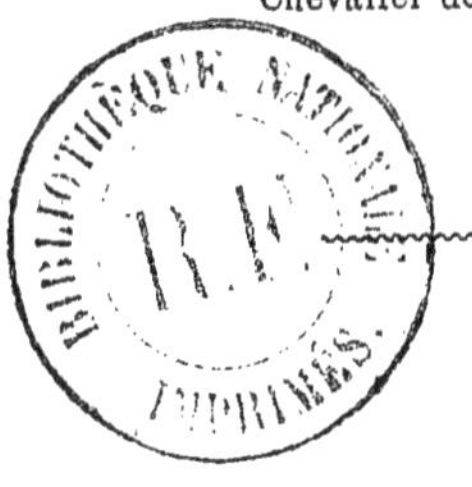

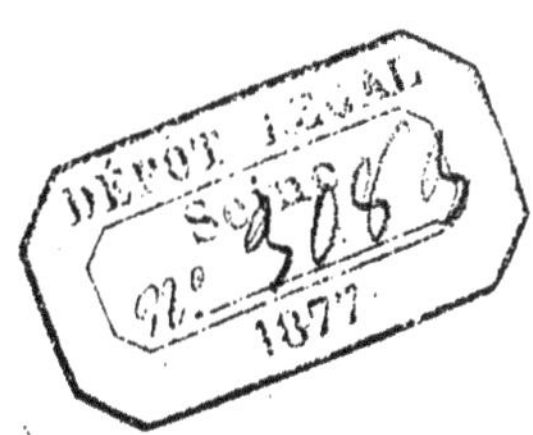

PARIS

LIBRAIRIE J.-B. BAILLIÈRE et FILS
19, rue Hautefeuille, près du boulevard Saint-Germain.

1877

Parmi les grandes découvertes qui, depuis près de quarante années, assurent à la *chimie biologique* une place considérable dans les sciences médicales, il est un certain nombre de faits que des médecins éminents ont appliqués à l'*urologie clinique*, enrichissant ainsi la séméiologie de moyens nouveaux, dont les résultats définitivement acquis, sont entrés maintenant dans la pratique journalière de la médecine.

C'est surtout à mon savant maître M. Gubler que nous sommes redevables de ces applications. Le professeur de thérapeutique de la Faculté de médecine de Paris a ouvert une voie féconde, dont il a parcouru les étapes principales et généralisé, avec de larges vues d'ensemble, l'étendue scientifique, en se servant des signes fournis par les urines, au quadruple point de vue de la pathogénie, du diagnostic, du pronostic et des indications thérapeutiques dans un grand nombre de maladies. C'est à cette école et sous la direction de M. le professeur Gubler, de mes illustres maîtres, M. le baron Paul Thénard, M. le professeur Henri Bouley, M. le professeur Gosselin (de l'Institut de France) et de MM. les professeurs J. Parrot et Jaccoud, que j'ai entrepris l'étude de l'urologie clinique chez l'homme et les animaux domestiques. Je prie ces maîtres très-aimés de vouloir bien accepter l'expression de la profonde reconnaissance que je leur ai vouée pour leur enseignement, leurs conseils et pour l'affection qu'ils m'ont constamment témoignée.

Dans le travail actuel que je considère simplement comme un programme, j'ai eu pour but d'exposer la méthode et de donner un exemple des résultats qu'elle peut fournir. Cet essai n'est encore, à vrai dire, qu'une ébauche dont bien des parties sortent à peine de l'ombre; mais quand on veut procéder sûrement, on doit agir lentement, ce sera là mon excuse pour l'imperfection de cette étude.

LA

FIÈVRE TYPHOÏDE

PREMIÈRE PARTIE

De l'urologie clinique.

CHAPITRE PREMIER

Son but et sa méthode.

On peut désigner sous le nom *d'urologie clinique* la réunion des caractères séméiologiques que l'on détermine au moyen de l'examen des urines, pratiqué au lit du malade.

Envisagée ainsi, elle constituerait l'application immédiate des données scientifiques acquises par *l'urologie générale* : à ce titre, elle fournit des signes importants en pathogénie, en diagnostic, en pronostic et en thérapeutique. Mais elle n'est, en dernière analyse, qu'un instrument d'exploration du même ordre que le stéthoscope, le plessimètre, le thermomètre, le sphygmographe, le microscope, etc.; les renseignements qu'elle donne n'ont qu'une valeur intrinsèque assez restreinte, si on les envisage isolément. L'accroissement ou la diminution des oxydations et des dédoublements intra-organiques, la présence, l'absence, les variations quantitatives de tel ou tel produit de désassimilation, etc., n'ont une véritable importance que si le clinicien les rapproche de l'ensemble séméiologique que constituent tous les autres moyens d'investigation. L'interprétation de cet ensemble et non pas seulement d'un signe particulier, conduit le médecin à formuler un diagnostic, un pronostic, un traitement.

Il serait aussi absurde d'établir un diagnostic sur un caractère urologique isolé que de se fonder uniquement sur une modification de la température ou du pouls. Si on réunit, au contraire, les signes urologiques à tous les autres signes, ils prennent une utilité et une précision incontestables. Ceci n'étant point à prouver d'ailleurs, je n'y insisterai pas davantage.

Sauf dans quelques services hospitaliers, au premier rang desquels il est juste de placer celui de M. le professeur Gubler à l'hôpital Beaujon, l'urologie n'est pas encore entrée dans la pratique habituelle de la médecine. Le clinicien s'en tient simplement à la recherche de l'albumine, du sucre et à la constatation de certains caractères physiques : les dosages de l'urée, de l'acide urique, des chlorures, de l'acide phosphorique, etc., ne sont effectués que dans des circonstances exceptionnelles.

Cet abandon relatif reconnaît deux causes : d'une part, les procédés de l'urologie clinique ne sont pas assez vulgarisés ; d'autre part, les interprétations que l'on doit donner aux résultats obtenus, les relations à établir entre les modifications de l'urine et l'évolution d'un processus morbide déterminé, sont encore inconnues pour un grand nombre de maladies.

Le cadre à remplir est là tout entier.

Mais pour s'engager dans des recherches aussi longues et aussi délicates, pour utiliser les matériaux considérables mais souvent contradictoires qui ont été accumulés par les savants de tous les temps, il faut un fil conducteur, en un mot, une *méthode*.

Celle que j'ai toujours suivie, dans cet ordre de travaux, procède à la fois de la *méthode d'observation* tant illustrée par les maîtres de l'Ecole française et de cette *méthode d'expérimentation* dont M. Claude Bernard a fait un si brillant usage.

Quatre termes bien distincts constituent sa mise en œuvre.

1° Comme une bonne *technique* est la base indispensable de toute investigation sérieuse, il faut d'abord instituer pour l'urine, un mode d'examen simple, facile, à la portée de tous et surtout d'une grande rapidité. Pour cela, on doit s'efforcer de fixer des rapports entre les données exactes de la chimie analytique et certains procédés grossiers, mais rapides et par conséquent cliniques ; m'appuyant tantôt sur mes analyses personnelles, tantôt sur les travaux d'auteurs recommandables, j'ai tenté cette adaptation pour quelques principes contenus dans l'urine.

2° A l'aide de cette technique et malgré ses lacunes et ses imperfections, j'étudie indistinctement les urines de

tous les malades qu'il m'est donné d'observer : en même
temps je note avec soin les divers symptômes révélés
par les autres modes d'exploration. Les observations
complètes recueillies d'après ce principe, sont *réunies en
dossiers* afférant chacun à un groupe pathologique spécial.

3° Lorsqu'un dossier comprend un nombre de faits
suffisants, il est mis à part et compulsé de la façon suivante : chaque caractère de l'urine est rapproché, dans
chaque cas, de tous les symptômes qui ont été relevés,
des divers traitements, de la marche et des terminaisons
de la maladie, des altérations anatomiques trouvées à
l'autopsie, etc. Les *rapports* ainsi déterminés ne sont
souvent que de simples *coincidences*, mais d'autres fois, ils
se présentent avec une constance qui les fait prendre en
considération. On peut regarder ces dernières relations
comme autant d'*hypothèses directrices à posteriori* qui vont
servir de base à une quatrième série de travaux.

4° En effet, au fur et à mesure que l'occasion clinique
s'en présente, ces hypothèses qui ont déjà pour elles la
valeur des constantes dont elles découlent, sont soumi-
ses au contrôle d'une nouvelle observation. On cherche
si elles se réalisent toujours et dans les mêmes circonstances, si certains phénomènes peuvent les atteindre ou
bien si elles ne sont pas aptes à subir des variations qui
deviennent alors autant de relations secondaires.

Les hypothèses qui sortent de cette épreuve ont toute
la portée d'un fait.

Ces faits ne sont autres que des *signes* susceptibles
d'applications directes en séméiologie et en thérapeutique.

5° Mais l'œuvre bornée à ces résultats, quelqu'importants qu'ils soient, ne serait pas complète. Le fait une

fois connu, il faut en approfondir les causes et les co n-
séquences.

Cette cinquième série des travaux de l'urologie clinique touche à la pathogénie ; ceux-ci relèvent surtout de
la méthode expérimentale ; ils se font principalement
au laboratoire.

Pourquoi les sels de chaux, de magnésie et l'urohématine diminuent-ils à une certaine période de la fièvre
typhoïde ; pourquoi, d'après les observations de M. Gubler, l'hémaphéine remplace-t-elle la bilirubine dans
l'urine à la fin de quelques ictères simples ; pourquoi
l'hémaphéine est-elle si fréquente dans les affections à
frigore ; pourquoi l'indigose caractérise-t-elle presque
toujours les affections de la portion sous-diaphragmatique du tube digestif, au point qu'on serait en droit de
l'appeler, en clinique, le pigment intestinal ; pourquoi
les phosphates augmentent-ils au début des accidents
méningitiques ? etc., etc. Voilà des faits acquis par l'u-
rologie clinique, mais dont la cause doit être demandée
aux expériences faites sur les animaux, aux recherches
de la chimie physiologique et pathologique, servie par
ses procédés les plus exacts.

On pourrait résumer le but de cette dernière série de
travaux dans une formule ainsi conçue :

Partir d'un fait d'urologie pathologique pour instituer
des expériences rationnelles dont le but est de décou-
vrir l'origine, la genèse et la nature d'un principe contenu dans l'urine.

Quand cette somme de recherches sera terminée pour
les différents groupes morbides, la médecine se trouvera
en possession d'un faisceau de résultats dont la portée

scientifique et pratique peut être facilement calculée d'après les services que rendent les faits connus aujourd'hui (1).

Dans le travail qui va suivre, j'ai eu pour but de donner un exemple de l'application de cette méthode, mais en me restreignant à la clinique et en n'abordant qu'indirectement la cinquième série de recherches, car les expériences que j'ai entreprises sur ce point sont beaucoup trop incomplètes, pour que je puisse fournir des conclusions plausibles. Je cherche simplement à établir un petit nombre de faits, sans en donner d'explications plus ou moins aventurées, renvoyant à des travaux ultérieurs l'étude des lacunes que j'essayerai de combler peu à peu et dans la mesure de mes forces.

Ceci posé, voici le plan de ce mémoire : une première partie comprendra les procédés d'évaluation de quelques principes immédiats et un aperçu sur la valeur clinique des pigments et des chromatogènes : c'est, à vrai dire, la partie technique de ce mémoire.

Une deuxième partie sera consacrée à l'étude des questions suivantes :

1° Indications séméiologiques générales qui résultent de la variation des caractères physiques et des principaux matériaux constituants de l'urine dans la fièvre typhoïde.

2° Est-il possible de constituer des syndromes urologiques pouvant se rapporter à une forme, à une période spéciale de la maladie ?

(1) C'est cette méthode qui nous a guidé, M. le professeur Parrot et moi dans les travaux que nous avons entrepris, en collaboration, sur l'urine dans les maladies des nouveau-nés.

(Voir J. Parrot et Albert Robin. *Archives générales de médecine,* février, mars, avril, septembre 1876.)

3° Les maladies que l'on peut confondre avec la fièvre typhoïde possédent-elles aussi des syndromes urologiques ?

4° La comparaison des syndromes de ces affections avec ceux de la fièvre typhoïde permet-elle d'assurer à ces derniers une valeur diagnostique quelconque et cette valeur peut-elle s'étendre au diagnostic de la maladie elle-même, de ses formes et de ses périodes ?

5° Valeur pronostique des syndromes urologiques de la fièvre typhoïde.

6° L'urologie clinique peut-elle aider à la connaissance de la physiologie pathologique de la maladie ?

7° Conduit-t-elle à des indications thérapeutiques ?

Les conséquences de cette étude sont des faits qui pourront, j'espère, venir quelquefois en aide au clinicien pour compléter les indications qui sont posées par la séméiologie habituelle.

CHAPITRE II.

De la Technique.

Une technique invariable ne peut être constituée du premier coup : chaque jour elle se complète par l'adjonction d'un moyen nouveau, d'un procédé plus pratique, par l'examen d'un principe encore mal étudié (1).

La *technique actuelle* comprend :

----

(1) Il ne sera question dans ce chapitre que des principes qui ont servi de base à mon travail.

1° La détermination des *caractères physiques* de l'urine : couleur, quantité, densité, odeur, aspect, consistance.

2° L'examen *microscopique* des sédiments (cristaux, éléments anatomiques. ferments).

3° La détermination des *caractères chimiques* suivants, au point de vue de leurs variations cliniques :

Réaction, matériaux solides, urée, acide urique, matières organiques azotées, matières organiques non azotées, pigments et chromatogènes, acides chlorhydrique, phosphorique et sulfurique, chaux, magnésie, albumine, mucus, sucre, graisse, bile, sang, etc.

A. Technique générale.

Je n'insisterai pas sur la détermination des caractères physiques de l'urine, ni sur l'examen microscopique des sédiments : on trouvera dans les livres spéciaux (1) et dans les Atlas de Robin et Verdeil et de Funcke, des renseignements fort complets; mais, dans l'appréciation des variations que peuvent subir ces caractères, il est indispensable d'avoir une nomenclature simple et uniforme, afin d'opérer toujours sur des termes de comparaison identiques, lorsque l'on placera ces variations en rapport avec les symptômes présentés par le malade.

Ainsi les *couleurs* de l'urine peuvent se rapporter pour la plupart à des types simples et peu nombreux.

Ce liquide est jaune, verdâtre, rouge ou brun ; très-rarement on le trouve blanc (chylurie) ou bleu (cyanourine) ; chacune de ces teintes peut varier dans une gamme

---

(1) Voir les ouvrages de Golding Bird, Lionel Beale, Neubauer et Vogel, Becquerel, Harley et principalement l'excellent livre de M. Arm. Gautier, etc.

assez étendue, depuis les tons les plus pâles jusqu'aux plus foncés ; en outre, deux colorations types peuvent se mélanger en diverses proportions.

L'énoncé de ces circonstances doit entrer dans la nomenclature de la couleur.

Il faut chercher en outre quelle est la *cause* de telle ou telle coloration : dans les urines jaunes et vertes, ce sont les proportions relatives de l'urochrome et des chromatogènes du rouge ou de l'indigose, qui fixent l'intensité de la nuance ; quelquefois les tons verts sur-ajoutés sont produits par une petite quantité de pigment biliaire. Les urines bleues, très-rares, sont colorées par l'indigose ou la cyanourine. Les blanches sont le plus souvent chyleuses ou graisseuses ; les urines rouges et brunes sont d'origine hémaphéique (1), hématique, biliphéique ou médicamenteuse. On fixe le diagnostic en suivant les indications posées par M. Gubler pour l'hémaphéisme et pour les teintes brun-verdâtre dues au séné, à la rhubarbe, etc. (2). Pour la bile (3) et l'hémoglobine (4), on s'en tiendra aux procédés classiques.

(1) M. Gubler désigne sous le nom d'hémaphéisme, une teinte rouge ambrée, offrant certaines analogies avec les colorations de l'urine bilieuse, mais qui est produite par un pigment spécial, l'hémaphéine. L'urine de la pneumonie peut-être choisie comme un type d'hémaphéisme.

(2) Voir les thèses des élèves de M. Gubler : Nisseron (1869), Rousseau (1875), E. Michel (1868) et l'article de M. Gubler sur l'aspect pseudo-ictérique, déterminé par le Séné et la Rhubarbe. (Journal de thérapeutique, 1874).

(3) Quand il n'y a dans l'urine que des traces de pigment biliaire le procédé de M. Jaccoud (Acide azotique mono-hydraté) mérite la préférence.

(4) Les colorations rouges et brunes, ainsi que leurs principales variétés sont fréquemment produites par la réunion des causes rappe-

L'*odeur* a parfois une grande importance, mais il est bien difficile de donner une nomenclature de celles de ses variations qui sont utilisables en clinique; pourtant j'ai relevé quelques odeurs dont les caractères et la signification sont assez nets pour fixer dès à présent l'attention.

Ainsi, l'urine qui exhale l'odeur fade du *pain bouilli* contient presque certainement de l'albumine en notable quantité : on la rencontre dans la néphrite parenchymateuse. L'odeur de *macération anatomique* est un signe de suppuration d'une partie quelconque des voies urinaires, et quand elle survient dans une urine qui commence à fermenter, elle indique aussi la présence de l'albumine. L'odeur de l'urine sucrée, au moment où sa décomposition commence, n'est pas ammoniacale, mais se rapproche de celle qu'on perçoit en entrant dans un cellier contenant du *moût de raisin* fraîchement préparé. L'odeur *sulfureuse* a été signalée par M. Gubler dans la lymphurie ; j'ai eu l'occasion de vérifier l'exactitude du fait sur une urine chyleuse dont mon excellent maître M. Jaccoud m'avait confié l'analyse ; je l'ai notée aussi sur les urines purulentes qui devenaient ammoniacales dans l'intérieur de la vessie. On pourrait multiplier ces exemples, mais ce serait sortir du cadre que je me suis tracé.

J'en viens à la technique des *caractères chimiques.*

Les dosages exacts de l'urée, de l'acide urique, des chlorures, de l'acide phosphorique, s'effectuent aujourd'hui avec des méthodes si simples et si rapides que

lées plus haut ; par exemple, l'hémaphéine accompagne souvent l'hémoglobine dissoute. La détermination d'un de ces principes ne devra pas dispenser de la recherche des autres.

l'emploi peut en devenir journalier; celles qui m'ont paru les meilleures, après examen comparatif, sont :

Pour l'*urée*, le procédé de Leconte, à la condition que l'on opère sur une urine non albumineuse et qu'on arrête l'opération deux à trois minutes après que la vapeur d'eau a commencé à produire, en se condensant, un bruit à peu près régulier.

Pour les *chlorures*, le procédé de Mohr est d'une exactitude fort suffisante, si l'on prend la précaution de s'en tenir toujours au premier changement persistant que l'on observe dans la coloration du liquide d'épreuve.

Pour l'*acide phosphorique*, on emploie, de préférence à tout autre, le dosage par l'acétate d'urane, qui a été proposé par Leconte.

Enfin, pour l'*acide urique*, il n'y a rien de plus exact et de plus simple que la méthode dite de précipitation directe par l'acide chlorhydrique, surtout si on a le soin de faire la correction indiquée par Zabelin.

Mais au lit du malade. ces moyens, quelque rapides qu'ils soient, sont encore trop longs, sauf pourtant le dosage des chlorures qui est presque instantané; de plus, ils nécessitent l'emploi d'appareils spéciaux et de manipulations minutieuses, ce qui sera longtemps un obstacle à leur vulgarisation.

La difficulté peut être tournée : que demande la clinique ? Tout simplement de savoir si tel ou tel principe augmente, diminue ou reste stationnaire, soit d'une façon absolue, soit relativement à une série d'examens faits chez le même malade ; sur ce terrain et dans l'état actuel de nos connaissances, des différences minimes n'ont qu'une valeur fort restreinte.

Or, M. Gubler emploie pour l'*acide urique* et pour l'*urée*, un procédé qui, d'après mes expériences, remplit les conditions énoncées. Quand on verse de l'acide nitrique dans une urine, en laissant couler le réactif suivant les parois du vase, il ne doit se former dans l'état normal, un diaphragme d'acide urique, qu'au bout de cinq à dix minutes environ : quand après cet espace de temps, on n'aperçoit rien, on peut dire que l'acide urique est diminué ; d'autre part, si l'on opère toujours sur les mêmes quantités, d'après la hauteur plus ou moins grande du diaphragme, on appréciera dans quelles proportions cet acide a augmenté.

Quant à ce qui concerne l'urée, il résulte, de mes analyses, que le givre d'urée, signalé par M. Gubler, à l'extérieur du verre comme l'indice d'un excès d'urée, ne se produit que lorsqu'il y a dans l'urine, plus de 25 grammes d'urée par litre, les paillettes de nitrate d'urée en exigent au moins 45 grammes et pour qu'il y ait production d'un culot, il faut au moins 50 grammes d'urée (1).

Les phosphates, les sulfates, la chaux, la magnésie, seront recherchés à l'aide de la méthode des dépôts, par précipitation directe.

Ainsi, pour les *phosphates terreux*, on utilisera le procédé de Benecke ; pour les *sulfates*, la précipitation par le chlorure de baryum dans l'urine acidulée par l'acide chlorhydrique ; pour la *chaux*, l'oxalate d'ammoniaque ; pour la *magnésie*, le procédé par l'ammoniaque, en pre-

---

(1) Dans l'appréciation des résultats que fournissent tous ces procédés rapides, il est indispensable de tenir compte de la quantité d'urine.

nant le soin d'éliminer d'abord les sels de chaux ; pour la pratique de tous ces procédés, je renvoie encore aux traités spéciaux.

L'évaluation des *matières extractives azotées* et *non azo-tées* ne peut pas encore s'effectuer cliniquement, mais je crois être en mesure de donner bientôt un mode de dosage approximatif, facilement et rapidement applicable.

B. Technique des pigments et des chromatogènes.

Je me propose d'insister plus spécialement sur les *pigments* et sur quelques-uns des *chromatogènes* normaux et anormaux de l'urine. Ici, la confusion est immense : quelques principes ont reçu trois ou quatre dénominations différentes, des pigments dérivés ont été mis sur le même rang que leurs générateurs, le même nom a été donné à plusieurs pigments distincts, etc., etc.

M. le professeur Charles Robin, dans son *Traité des humeurs*, et M. Armand Gautier, dans son *Traité de Chimie pathologique*, ont mis un peu d'ordre dans ce chaos, établi une synonymie, et différencié les pigments principaux de ceux qui en dérivent (1). Les divisions qu'ils ont

(1) Voir aussi les traités de Chimie Physiologique de Hoppe-Zeyler et de Gorup-Bezanez.

Voici, pris au hasard, un exemple de la confusion qui règne parmi les auteurs au sujet des pigments urinaires.

Le pigment que j'appelle avec Simon Uroérythrine a reçu les noms suivants : Acide rosacique (Proust); Purpurine, (Golding-Bird) Purpurate d'ammoniaque ; Urosacine (Ch. Robin); acide Uroérythrique (Fordos); et je ne cite pas tout. De plus, Golding-Bird a confondu ce pigment avec l'Urophéine de Heller, laquelle est appelée elle-même Urochrome par Thudichum, et Urobiline par Jaffé. Rosenstein confond l'Urophéine avec l'Indican et ce dernier pigment est nommé Uroxanthine Heller), Uroglaucine (Primavera, Fordos), Uroglaucine (Heller). Enfin

faites, sont fort importantes au point de vue scientifique, néanmoins, certaines confusions n'ont pas encore été suffisamment élucidées.

La division qui va suivre, ne s'appuie que sur les *réactions cliniques* des chromatogènes et des pigments : elle ne préjuge rien de leur nature chimique ni de leur origine organique, sauf pour quelques-uns d'entre eux; sa seule valeur est qu'elle repose sur des techniques simples et toujours comparables à elles-mêmes.

Mais il faut, au préalable, faire une distinction nettement tranchée entre les pigments et les chromatogènes. Ce dernier terme, introduit par M. Gubler, a sa raison d'être, en pratique comme en science; en effet, tandis qu'un pigment suppose l'existence d'une coloration particulière de l'urine, les chromatogènes dont le meilleur exemple est fourni par l'indican, principe aux dépens duquel se développe l'indigose, peuvent exister en grande abondance dans les urines les plus pâles.

L'*urochrome* (matière colorante normale de l'urine); l'*hémaphéine*, l'*uroérythrine* des dépôts rosaciques et l'*hémoglobine*, tels sont les pigments (1); quant aux chromatogènes, ceux que nous connaissons le mieux sont les générateurs de l'indigose et du rouge. Le premier a été nommé *indican*, et pour éviter la création d'un terme nouveau, je donnerai au second le nom d'*urohématine*

cet Indican est considéré par tous les auteurs comme n'étant autre que la Cyanourine de Braconnot. L'Urohématine a été prise par l'Urrhodine, l'Indirubine, l'urochrome et même pour l'uroérythrine.

(1) Je ne m'occupe dans cet article ni des pigments biliphéiques, ni des pigments médicamenteux, tels que ceux de l'acide gallique, de l'acide phénique, de la rhubarbe, du séné, de la santonine, etc. Leur étude ne présente pas d'application à mon sujet.

(Harley) quoique cette appellation soit sujette à bien des critiques (1).

Ces principes peuvent être découverts, pour la plupart, en un seul essai, par le procédé que M. Gubler emploie journellement dans son service hospitalier.

1er PROCÉDÉ. — Sur les parois d'un grand verre à pied rempli d'urine aux trois quarts de sa hauteur, on laisse couler lentement assez d'acide azotique nitreux pour que le mélange d'acide et d'urine occupe à peu près les deux cinquièmes inférieurs du verre et l'on observe les colorations qui apparraissent au bout de trois à cinq minutes :

1° Une teinte que M. Gubler appelle ordinairement *rose de Chine* indique une *proportion normale* de l'**urohématine** ; le *grenat* et le *rouge hyacinthe* sont en rapport avec une *augmentation* de ce principe; s'il ne se produit aucune coloration, on conclura qu'il est *absent* ou *très-diminué*.

2° Une teinte *bleue* annonce l'existence de l'**Indican** en proportion d'autant plus grande que la nuance est plus foncée. Le *violet* indique que l'indican et l'urohématine sont augmentés tous les deux ; plus le violet sera

(1) Je tiens encore à répéter que cette division est purement faite au point de vue clinique. J'ai commencé l'étude chimique de ces pigments et de ces chromatogènes afin de savoir si la chimie était sur ce point d'accord avec la clinique, mais rien n'est encore terminé : à peine suis-je en possession de quelques résultats assez contradictoires et sur lesquels rien ne doit être fondé. Ainsi, il serait possible que les deux chromatogènes ne fussent chimiquement qu'une seule et même substance chimique, ou bien encore deux principes fort voisins d'après leur composition élémentaire et capables de donner par leur dédoublement sous l'influence des acides, tantôt du rouge, tantôt du bleu, dans des conditions cliniques assez bien connues, mais dans des conditions chimiques encore indéterminées. Cette dernière hypothèse a pour elle l'autorité et l'expérience de M. le professeur Gubler.

rouge, plus l'urohématine l'emportera sur l'indican ; plus le violet sera bleu, plus l'indican l'emportera sur l'urohématine (1). Quand il y aura doute, dans les cas par exemple, où le bleu n'est pas franc, où le violet est très-rouge, où la coloration ne consiste qu'en un ton gris sale et opaque, on décantera la partie supérieure du liquide et l'on agitera le reste dans un tube avec deux à trois centimètres cubes d'éther qui deviendra bleu en proportion directe de la quantité d'indigose contenue dans l'urine. Parfois la distinction est plus facile : c'est quand le rouge et l'indigose sont séparés assez nettement et forment deux zones ou anneaux superposés, l'un rouge et l'autre bleu.

3° Un ton d'*acajou vieilli*, selon l'expression de M. Gubler, est caractéristique de l'**hémaphéine.** Lorsque l'addition de l'acide azotique produit immédiatement dans l'urine des stries d'un grenat très-foncé, noirâtres, et que le fond du verre devient rapidement noir par réflexion, grenat noirâtre par transparence, on est en droit d'admettre une augmentation considérable et simultanée de l'urohématine, de l'hémaphéine et de l'indican : pour cette dernière substance, il est nécessaire toutefois d'avoir la confirmation que donne le traitement par l'éther.

Cette technique est d'une extrême sensibilité et d'une rapidité pour ainsi dire instantanée, conditions qui en

(1) Outre ces deux violets, il s'en développe fréquemment un troisième (Gubler) qui diffère des deux autres en ce sens que le traitement de l'urine par l'éther ne le dissocie pas en rouge et en bleu, et que ce dissolvant ne se charge nullement d'indigose. Ce violet paraît être ou le produit d'un troisième chromatogène inconnu ou une modalité particulière de l'indigose.

rendent l'emploi essentiellement clinique : elle permet d'apprécier à la fois la nature et la proportion des pigments et des chromatogènes.

2ᵉ PROCÉDÉ. — Le procédé suivant, que j'ai institué, est plus long, plus compliqué, mais je le crois destiné à rendre quelques services dans certains cas, quand, par exemple, la quantité d'urine dont on dispose, est trop faible pour que l'excellente méthode de M. Gubler puisse être utilisée.

Les *réactifs à employer* sont : l'acide chlorhydrique pur, l'acide nitrique légèrement nitreux, l'éther, le chloroforme, l'acétate de plomb en solution au dixième.

Les *appareils* sont : quelques tubes d'essai, une lampe à alcool, un verre à pied, un entonnoir et du papier à filtrer. Voici maintenant la série des manœuvres à effectuer :

1º UROHÉMATINE (*chromatogène du rouge*). — On met dans un tube d'essai 5 cc. d'urine filtrée et on la porte à l'ébullition; à ce moment, on ajoute 10 à 15 gouttes d'acide chlorhydrique. Suivant que le chromatogène est en quantité plus ou moins grande, l'urine prend *instantanément* une coloration qui varie du rose pâle au rouge vin de Bourgogne. Le *rose pâle* indique une proportion *au-dessous de la normale*; le *rose vif* (rose de Chine), une quantité à peu près *normale*; les teintes plus *foncées* annoncent une *augmentation* d'autant plus considérable, que la couleur rouge est plus accentuée. Enfin, quand l'urine ne change pas ou change peu de coloration, on en conclut à l'*absence* du chromatogène.

Si l'on n'a pas d'acide chlorhydrique sous la main, on

peut se servir de l'acide azotique ou de l'acide sulfurique, mais la réaction est alors moins nette.

Quand l'urine contient de la **bile**, elle prend, dans l'essai précédent, une *teinte verte* qui masque la réaction et la rend, par conséquent, inutile.

Si l'urine est **hémaphéique** ou jaune rougeâtre foncé, il faut préalablement l'étendre de son volume d'eau. Néanmoins, avec une quantité normale du chromatogène, on n'obtient pas alors de rose vif, et le liquide tourne au *rouge brunâtre*, ce qui provient de l'action simultanée de l'acide sur le chromatogène et sur l'hémaphéine ; avec un excès de celui ci, l'urine vire de plus en plus au *brun rougeâtre*. La même remarque s'applique aux urines fortement chargées d'**uroérythrine**.

Lorsque l'**indican** est abondant, l'urine prend de suite, dans l'essai précédent, un *aspect bleuâtre*, mais l'ébullition d'une demi-minute ne modifie pas cette teinte quand l'urohématine est diminuée, tandis qu'elle la fait passer au *violet* ou au *rouge brun* si elle est normale ou augmentée.

Enfin, si la coloration rouge ne se produisait pas de suite, mais seulement au fur et à mesure que le tube d'essai se refroidit, il n'en faudrait pas tenir compte, car une urine quelconque rougit ou brunit toujours au bout d'un temps plus ou moins long, quand on la met en contact à chaud avec un des trois acides, chlorhydrique, azotique, sulfurique.

2° INDICAN (*Chromatogène de l'indigose*). — On introduit dans un tube 5 cc. d'acide chlorhydrique pur, et l'on ajoute ensuite 20 gouttes d'urine au plus ; puis on chauffe lentement le tube en l'agitant continuellement et sans l'élever jusqu'à la température de l'ébullition.

L'aspect du liquide change insensiblement, des *stries noirâtres* se forment aux points qui ont reçu le plus directement l'atteinte de la flamme et se fondent peu à peu dans la masse du liquide qui change totalement de couleur et devient tantôt d'un *violet très-pâle*, tantôt *franchement violacé*, tantôt *bleu foncé à reflets rougeâtres*, tantôt enfin *bleu noirâtre* à peine transparent. Si à ce moment l'on ajoute 2 gouttes d'acide azotique et que l'on chauffe légèrement, les teintes bleues et violettes disparaissent, et la liqueur prend rapidement un *ton jaune* plus ou moins intense. Mais quand le chromotogène de l'indigose est en abondance énorme, l'apparition du jaune ne se produit que très-lentement.

L'indican est *diminué ou absent* quand la teinte est *nulle, jaunâtre sale* ou *violet pâle ; évident* quand elle est *franchement violette ; abondant* quand est elle *bleu foncé à reflets rouges* ou *bleu noirâtre ; très-abondant* lorsqu'il se produit immédiatement dans le tube un *précipité pulvérulent* noirâtre.

Les urines très-chargées en **urohématine, hémaphéine** ou **uroérythrine** donnent avec cette réaction une couleur franchement *rosée ou rouge brunâtre* mais *à reflets violets*, qu'il faut bien se garder de confondre avec l'indigose : dans ces cas, on ajoutera à l'acide chlorhydrique six gouttes seulement d'urine et l'on n'élèvera la température que jusqu'à 50° environ.

En dernier lieu, si opérant sur des urines très colorées, on avait des doutes sur la présence du chromatogène, il suffirait d'agiter le liquide d'essai avec 2 centimètres cubes d'*éther* qui se teintera en *bleu* s'il existe de l'indican.

Hémaphéine. — On agite 10 centimètres cubes d'urine avec 2 centimètres cubes de *chloroforme*. Après vigoureuse agitation, le chloroforme divisé en gouttelettes dune extrême finesse, rend le tube opalin ; par le repos, il se condense en une masse opaque, dont la teinte plus ou moins *jaune* servira à juger de la quantité d'hémaphéine ; une coloration *jaune rougeâtre* est l'indiee d'un mélange d'hémaphéine et d'uroérythrine.

Lorsqu'on opère sur des urines très-colorées, le culot chloroformique qui se rassemble au fond du tube d'essai, est fréquemment teinté de jaune par interposition d'un peu d'urine dans les interstices des fines gouttelettes du dissolvant, mais le repos rend au chloroforme sa teinte opaline, s'il n'existe pas d'hémaphéine. D'ailleurs, en cas d'hésitation, il vaudrait mieux agiter l'urine avec de l'*éther ;* celui-ci se rassemble à la surface de la liqueur en une couche bulleuse et souvent visqueuse ; on ajoute alors, comme l'a conseillé M. Gubler, cinq gouttes d'alcool à 95° et l'on imprime au tube un léger mouvement de rotation, afin de bien mélanger l'alcool et l'éther : les bulles d'air qui masquent la coloration de l'éther se dégagent et celui-ci apparaît teinté de *jaune*, si l'urine contient de l'hémaphéine.

Avant de procéder à la découverte de ce pigment, on s'assurera que l'urine ne renferme pas de matière colorante de la bile qui donne exactement la même réaction ; toutefois si l'on ne voulait pas se livrer à la recherche particulière de la **biliphéine**, ou si la proportion de celle-ci était assez faible pour éveiller des doutes, il suffirait de

décanter le culot de chloroforme et de l'arroser avec 2 ou
3 gouttes d'acide azotique chargé de vapeurs nitreuses :
l'hémaphéine deviendra subitement *rose*, tandis que la biliphéine passera d'abord au *vert*, puis progressivement au
rouge.

Uroérythrine. — Quand l'uroérythrine est abondante,
point n'est besoin de réactif pour la caractériser ; c'est
alors elle qui donne à quelques dépôts urinaires leur couleur saumon-clair ou minium et qui constitue ce qui a
été désigné sous le nom de *sédiments rosaciques* ou *pur-
puriques.* Lorsque sa quantité est faible, on la découvre
en ajoutant à l'urine un corps qui précipite quelques-uns
de ses constituants et qui puisse former une laque avec l'u-
roérythrine : le chlorure de baryum, l'azotate de mercure,
le sous-acétate de plomb, l'acétate neutre de plomb. Ce
dernier composé est celui qui donne la réaction la plus
nette : le précipité qu'il forme est *blanc laiteux*, quand il
n'y a pas d'uroérythrine ; *rose pâle*, quand celle-ci existe
en quantité appréciable ; *rose*, quand elle est abondante.

Il ne faut pas se laisser induire en erreur par la matière
colorante de la bile qui teint en jaune vif le précipité
plombique, ni par l'hémaphéine qui le colore en jaune
ocreux. Les urines très-chargées d'indigose et ne renfermant pas d'hémaphéine déterminent aussi une coloration jaune sale du précipité ; les urines sanglantes donnent un précipité grisâtre. On ne devra jamais apprécier
la coloration rose que sur des précipités qui auront déjà
subi un tassement, ce qui nécessite 15 à 20 minutes environ.

CHAPITRE III.

Aperçu sur la genèse et la valeur clinique des pigments et des chromatogènes.

Comme il n'entre pas dans mon plan de traiter complèment ici la question des pigments urinaires et que je veux simplement donner des exemples, je serai très-bref sur ce chapitre.

La genèse et l'origine des pigments sont loin d'être complètement élucidées : depuis les premiers travaux de Virchow jusqu'aux recherches récentes de Jaffé, Kühne, Nencki, etc., un grand nombre de faits ont été accumulés, mais les contradictions sont si fréquentes, les observations si dissemblables, la synonymie si confuse, que rien d'absolu n'a surgi définitivement de toutes ces découvertes.

Aussi, sans entrer dans un historique aussi long qu'inutile, puisqu'on le trouvera dans les traités généraux de chimie biologique et dans les principaux mémoires sur la matière (1), je ne ferai qu'indiquer les théories les mieux assises.

Quant à la valeur clinique générale de ces matériaux, je m'en tiendrai exclusivement à quelques faits acquis d'après la méthode d'observation qui forme la première

(1) Le lecteur trouvera, dans la bibliographie (no 2), un index que j'ai dressé pour les travaux les plus importants qui ont été publiés depuis 1845 sur les pigments urinaires. On consultera l'excellent livre de M. le professeur Milne-Edwards (Physloiogie comparée) pour tous les mémoires antérieurs à 1845.

partie de ce mémoire, ainsi qu'à l'enseignement de
M. Gubler. Parmi les données de cet ordre, beaucoup ne
sont encore que des *hypothèses directrices a posteriori :*
je ne les avance qu'à ce titre.

On a attribué pendant longtemps à tous les pigments
une *origine* exclusivement *hématique et globulaire.* Cette
opinion trop absolue doit s'effacer aujourd'hui, car il paraît démontré que l'indican provient aussi d'une autre
source ; cependant le globule sanguin est le générateur
par excellence des pigments et des chromatogènes.

Urochrome. — Les travaux de Jaffé, Bogomoloff,
R. Maly, etc. ont fixé les rapports qui unissent la matière
colorante normale de l'urine à la bilirubine. Jaffé se fon-
dant sur cette origine a donné à ce principe le nom d'*urobiline.* Je lui conserve sa dénomination ancienne d'urochrome qui ne préjuge de rien, tandis que le terme
urobiline peut faire naître quelque confusion, en indiquant seulement une des étapes par lesquelles devrait
passer l'hémoglobine pour en arriver à l'état de matière
colorante normale de l'urine.

La bilirubine, en effet, provient de la décomposition
de l'hémoglobine ; le fait n'est plus contestable. Si jusqu'ici l'on n'a pu obtenir artificiellement cette transformation, on ne peut mettre en doute l'identité de la
bilirubine et de l'hématoïdine que l'on rencontre dans
les extravasations sanguines ; de plus, toute cause qui
tend à détruire expérimentalement les globules rouges
fait apparaître dans l'urine la matière colorante biliaire (1).

(1) Consulter sur ce point : J. Tarchanoff. Formation de pigment
biliaire aux dépens de la matière colorante du sang dans l'économie

Richard Maly, faisant agir sur la bilirubine l'hydrogène à l'état naissant, a fabriqué de l'urobiline en enlevant une molécule d'eau au principe biliaire. Cette réduction s'opère dans l'intestin sur une portion de la bilirubine qu'y verse le canal cholédoque. L'urochrome ainsi formé est résorbé, passe dans le sérum, puis de là dans l'urine.

Voilà une *origine* et une *évolution* bien précises ; mais doit-on conclure de tous ces faits que l'hémoglobine avant d'en arriver à l'état d'urochrome, doit forcément passer par tous ces états intermédiaires et par cette double circulation sanguine et biliaire ?

Certes, les relations de la bilirubine et de l'urochrome sont incontestables, on peut fabriquer artificiellement l'une avec l'autre, mais rien ne prouve qu'il en soit ainsi dans l'économie. Toutes les matières colorantes de l'organisme qui dérivent de l'hémoglobine ont une constitution chimique fort peu différente ; pourquoi compliquer leur évolution, faire intervenir le foie, l'intestin, la résorption, etc., au lieu d'admettre simplement que l'urochrome peut se former partout où des globules rouges se détruisent après l'accomplissement de leur rôle organique ? Pourquoi placer la matière colorante de la bile entre l'hémoglobine et l'urochrome, au lieu de les considérer tous deux comme des déchets similaires, tant dans leurs caractères physiques que dans leur composition chimique ? En

animale. (*Pfluger's. Archiv.* 1874, t. IX, p. 53 et 65). Ce travail résume très-bien la question : il renverse les opinions contradictoires de NAUNYN (1868) et STEINER (1873) ; confirme et complète celle de MAX HERMANN (1859) ; il donne enfin leur véritable interprétation aux expériences de FRENCH, STÆDELER, KUHNE.

résumé, la théorie de Jaffé est fort ingénieuse, les expériences de Maly révèlent des faits très intéressants, mais rien n'autorise les conclusions qu'ils en tirent. Cette opinion est aussi celle de M. Gubler, et je suis heureux de pouvoir arguer de sa grande autorité sur cette matière.

Au point de vue de sa *valeur clinique*, l'urochrome paraît être le produit le plus parfait de la combustion de l'hémoglobine. Il est fréquemment en relation avec l'*activité hépatique* à tous les degrés, évolutive et régressive, depuis l'augmentation du fonctionnement de la glande, jusqu'à la désintégration de ses [cellules : j'en dirai autant de la rate. Ainsi il augmente dans toutes les maladies où se rencontrent les conditions suivantes : *grande destruction globulaire, combustion complète* de leurs produits de dédoublement; il diminue dans les conditions inverses (*anémie*, etc.), et dans plusieurs affections telles que la *néphrite parenchymateuse chronique*, les *maladies de la moelle* ? les *diabétes*, etc.

UROÉRYTHRINE ET HÉMAPHÉINE. — L'origine hématique et globulaire de ces deux pigments me semble aujourd'hui à peu près certaine (1). L'uroérythrine est

(1) La composition de l'uroérythrine se rapproche singulièrement de celle de l'hémoglobine, de l'hématoïdine et de la bilirubine, etc.

	C.	H.	Az.	O.	S.	Fe.
Hémoglobine...	53.85	7.32	16.17	»	0,39	0,43
					(Hoppe Zeyler).	
Hématoïdine...	65.05	6.37	9.51	»	(Ch. Robin et Riche).	
Bilirubine.....	67.83	6.29	9.79	16,79		

Uroérythrine..	C.	H.	Az. / O.			
Uroérythrine..	62.51	5.79	31.70		(Scherer).	

vraisemblablement un principe particulier, mais l'hémaphéine possède avec l'urochrome de si grandes analogies dans ses réactions, qu'on est tenté de se demander
si les deux pigments ne constituent pas un seul et même
composé : l'hémaphéine ne serait alors que l'urochrome
excrétée en proportion tout à fait exagérée. Je ne veux
pas anticiper sur la démonstration expérimentale possible de l'origine de ces matériaux; je ferai seulement observer, après M. Gubler, qu'au point de vue *clinique*, ce
ce sont les pigments de l'*insuffisance hépatique*. Ils apparaissent dans les conditions suivantes : ou bien une *destruction de globules rouges*, trop considérable pour que le
foie puisse opérer la transformation de leur matière
colorante en pigment biliaire, ou bien une *insuffisance*
absolue des cellules hépatiques, qui sont incapables
d'utiliser la matière colorante des globules normalement
détruits : l'hémaphéine ressortirait à la première condition, l'uroérythrine se montrerait plutôt sous l'influence
de la seconde.

Les *états pathologiques* dans lesquels ces deux conditions se rencontrent simultanément ou isolément, sont
fort nombreux. Je citerai pour mémoire : la *pneumonie*,
la *fièvre palustre*, l'*érysipèle de la face*, la *courbature*, la
cirrhose, le *carcinôme du foie*, etc.

Indican et Urohématine. — Il est démontré aujour-
d'hui que les matières albuminoïdes sont, d'une manière
générale, la source de l'indican. Deux théories principales sont en présence pour expliquer la *genèse* de cette
substance.

Selon M. Gubler, le bleu des urines se place naturellement dans la série des matières colorantes, qui commence au tournesol pour finir à l'indigo et il doit se placer, après cette dernière, comme étant de toutes, la plus réfractaire à l'action des agents de destruction, puisqu'elle résiste à l'ozone et à l'acide nitrique nitreux : « C'est, dit-il encore, une de ces substances sériaires dont les différents termes, comme la pectine, la pectose et la pectase ne diffèrent que par des nuances de composition élémentaire ou d'état moléculaire. Elle est la caractéristique des fièvres de mauvaise nature où la combustion respiratoire paraît amoindrie, malgré l'élévation de la température : dans ces circonstances, comme les déchets albuminoïdes de l'organisme sont augmentés, ils ne peuvent évoluer en urée, faute d'oxygène et passent dans l'urine à l'état d'albumine, d'albuminose et d'indican : celui-ci ne serait donc que de l'albumine à peine brûlée, dont le carbone serait presqu'intact, mais qui aurait toutefois fixé sur son hydrogène, assez d'oxygène pour devenir dyalisable. »

Selon d'autres auteurs, Kuhne, Nencki, Salkowski, Masson, le bleu (indigose qui provient de l'indican) est analogue à l'indigo végétal, car il donne comme celui-ci, de l'isatine par oxydation, de l'oxindol et du dioxindol par réduction. Il trouve son *origine* dans l'Indol : celui-ci est un produit de la digestion des matières albuminoïdes, soit par le sucre pancréatique (Kuhne), soit plutôt par le mélange des sucs intestinaux, surtout quand ils sont chargés de micrococcus et de bactéries (Nencki). L'Indol ainsi formé est résorbé en partie (1), il pénètre

(1) On trouve toujours de l'indol dans les matières fécales

dans le courant circulatoire où il s'unit probablement
à une substance du groupe des sucres, pour constituer
l'indican (1) qui passe dans l'urine.

Il est fort probable que chacune de ces théories est
vraie et que l'indican provient de ces diverses sources,
mais l'hypothèse allemande qui attribue à ce chromatogène, une origine exclusivement intestinale est évidemment exagérée : l'indican, en effet, est fort abondant
dans toutes les diarrhées, ce qui est contraire à l'idée
d'un courant osmotique entraînant l'indol intestinal, de
la cavité de cet organe vers le courant circulatoire :
en outre, si la condition qui, d'après Nencki, favorise
surtout la formation de l'indol, c'est-à-dire, la présence
de micrococcus dans le tube digestif, si cette condition,
dis-je, est l'expression de la vérité, comment expliquer
que l'indican augmente dans l'urine après l'administration de l'acide salicylique (2) qui, comme on le sait, est
un antiseptique et doit détruire tout ou partie des ferments producteurs de l'indol.

Il résulte de tout cela, que l'indican peut avoir plusieurs modes de genèse, qu'il provient d'une désassimilation intra-organique exagérée avec oxydation imparfaite ou d'une manière d'être spéciale de quelques-uns
des phénomènes digestifs qui se passent dans l'intestin,

---

(1) En s'appuyant sur les expériences de Schultzer, de Naunyn et
sur ses propres recherches, E. Baumann considère l'indican comme un
acide sulfoconjugué contenant de l'indol.

(2) J'ai constaté cette augmentation du bleu après l'administration
de l'acide salicylique, mais mes recherches n'ont porté que sur la fièvre typhoïde (Albert Robin, *Société de biologie*, 1877). Cette remarque
avait été déjà faite par Wollfberg; Jaffé dit, au contraire, n'avoir jamais rien vu de pareil.

mais qu'en réalité, il ne reconnaît qu'une origine : ce sont toutes les matières albuminoïdes de l'économie, y compris l'hémoglobine.

Il apparaît *cliniquement* dans six circonstances principales :

1° Quand la portion sous-diaphragmatique du tube digestif est intéressée, non pas d'une manière quelconque, mais avec participation du système nerveux ganglionnaire abdominal ;

2° Quand les déchets organiques sont trop considérables pour la quantité de l'oxygène en circulation : un des caractères de cet état se trouve dans la tendance au refroidissement des parties découvertes chez les malades dont la température s'élève à un très-haut degré (Gubler);

3° Dans plusieurs affections hépatiques chroniques dont le carcinome est le type ;

4° Dans les affections médullaires (1), l'épuisement nerveux, excès de coït, onanisme, etc.);

5° Dans la maladie bronzée (Rosenstirn) ;

6° Dans des circonstances diverses, telles que l'ingestion de substances aromatiques (Kletzinsky, Wollfberg, etc.).

L'urohématine ou chromatogène du rouge paraît n'être qu'une modification très-rapprochée de l'indican. Elle est encore mal connue au point de vue chimique. Harley, qui l'a un peu étudiée, y a déterminé

---

(1) Je n'ai pas d'expérience personnelle assez complète sur l'urine dans les affections médullaires pour affirmer la réalité de la présence de l'indican, je ne donne donc le fait que d'après l'opinion de Neubauer et Vogel.

l'existence du fer. Je l'isole en traitant l'urine par le chloroforme : ce dissolvant ne change pas de couleur, mais si après un long repos, on le décante et si on l'additionne alors d'une goutte d'acide chlorhydrique, il se produit une magnifique teinte *rose de Chine* ou *rouge hyacinthe*, selon la quantité du chromatogène en dissolution.

Cliniquement, on la rencontre dans l'*anémie rapide*, la *tuberculose miliaire aiguë*, la *fièvre intermittente*, l'*érysipèle de la face*, la *néphrite interstitielle* et dans toutes les maladies qui détruisent rapidement les globules sanguins.

Ces deux chromatogènes principaux de l'urine (indican, urohématine) dédoublés *par les acides*, donnent donc l'un, du bleu, l'autre du rouge; ce dédoublement s'accomplit quelquefois *spontanément* : c'est lorsque l'urine subit une de ses fermentations habituelles (ammoniacale, putride, acide, etc.), soit dans l'intérieur des canaux urinaires, soit dans un vase exposé à l'air; plusieurs circonstances produisent encore cette dissociation, mais la décomposition de l'urée est la seule dont on soit absolument certain (1). Il se passe là, relativement aux actions réciproques des chromatogènes et du carbonate d'ammoniaque, quelque chose d'analogue à ce

(1) Le dédoublement s'effectue aussi en dehors de la décomposition ammoniacale sur des urines placées dans un de ces ballons à col contourné qu'emploie M. Pasteur pour étudier la fermentation, et dans lesquels la matière putrescible se trouve en contact avec un air complètement dépouillé de germes. J'ai eu occasion de le constater récemment encore sur des urines de cheval pâles mais riches en urohématine, dont M. le professeur H. Bouley m'avait confié l'analyse. L'oxygène de l'air paraît avoir été, dans ce cas, l'agent actif du dédoublement.

qui se produit dans la fabrication de l'orseille : d'ailleurs, il est à remarquer que les urines qui donnent le plus facilement du bleu spontané, sont aussi celles qui contiennent le plus de matières albuminoïdes (urines albumineuses, purulentes, etc.).

Ces transformations sont faciles à vérifier par l'expérience suivante : on remplit un flacon bouché à l'émeri d'une urine fortement chargée de chromatogènes (diarrhées chroniques, embarras gastrique fébrile, etc.) et l'on ajoute une petite quantité du ferment ammoniacal, découvert par M. Pasteur. Après quelques jours, l'urine s'est foncée en couleur, les parois du verre ont pris des tons irisés et un dépôt plus ou moins abondant s'est précipité ; ce dépôt est constitué par deux couches : l'inférieure, plus épaisse, blanc jaunâtre, est du phosphate ammoniaco magnésien ; la supérieure forme une zone mince d'un bleu violacé quand on la regarde par réflexion ; décantée et agitée avec de l'éther, elle le colore en bleu. Quant à l'urine surnageante, elle colore en rouge le chloroforme ou l'éther ; d'autre part, traitée par les acides, cette urine ne donne plus de bleu. Voilà ce qui s'est passé : L'indican et l'urohématine ont été dédoublés sous l'influence de la fermentation, en deux composés : en indigose et en rouge d'une part et d'autre part, en un corps incolore et soluble que Schunck appelle indiglucine et qu'il rapproche des glucosides. L'indigose s'est déposé au fond du flacon ; le rouge, plus soluble, est resté en dissolution dans le liquide (1).

(1) Une fermentation prolongée peut faire disparaître le bleu, d'après la réaction suivante observée par Schunck :

$$C^8H^5AzO + 5H^2O = C^6H^{13}AzO^2 + CH^2O^2 + CO^2.$$

Indigose.　　　　　Leucine.　　　Acide fermique.

C'est à cette indigose et à ce rouge obtenus par dédoublement spontané et visibles dès l'émission de l'urine, que l'on avait donné à tort les noms particuliers de *uroglaucine* et *urrhodine*.

Cliniquement, on les rencontre dans les cas où une urine chargée d'indican ou d'urohématine aura fermenté dans ses canaux vecteurs, surtout si cette urine est albumineuse ou purulente (cystite ammoniacale, abcès des reins, suppuration d'un département quelconque des voies urinaires). Leur présence est, en réalité, assez rare.

Il ne faut pas confondre avec l'indigose la *cyanourine* de Braconnot, que j'ai retrouvée récemment, non plus que certains dépôts bleuâtres fort rares, qui sont formés par des amas de *ferments végétaux*. Ces matières colorantes sont insolubles dans l'éther et dans le chloroforme; elles ne cristallisent pas; la première, en outre, rougit et se dissout dans l'acide chlorhydrique; l'ammoniaque la précipite de ses solutions acides sous l'aspect d'une poudre bleue amorphe.

Ce cadre général est, comme on le voit, fondé principalement sur l'observation clinique. Malgré ses imperfections et ses desiderata, je vais l'employer à mettre en lumière quelques faits dont l'explication scientifique est souvent encore douteuse, mais j'espère que la lecture du chapitre suivant lèvera les doutes que l'on concevrait sur leur importance diagnostique et pronostique.

DEUXIÈME PARTIE

Urologie clinique de la fièvre typhoïde.

SÉMÉIOLOGIE GÉNÉRALE ET SYNDRÔMES UROLOGIQUES.— APPLICATIONS AU DIAGNOSTIC, AU PRONOSTIC, A LA PATHOGÉNIE ET AU TRAITEMENT. SYNDRÔMES UROLOGIQUES DE QUELQUES-UNES DES AFFECTIONS QUI PEUVENT S'ACCOMPAGNER D'ÉTAT TYPHOÏDE. (TUBERCULOSE MILIAIRE AIGUE, PNEUMONIE, EMBARRAS GASTRIQUE, ENDOCARDITE VÉGÉTANTE, FIÈVRES ÉRUPTIVES. GRIPPE, FIÈVRE HERPÉTIQUE, ETC.)

CHAPITRE PREMIER

Séméiologie générale de l'urine dans la fièvre typhoïde.

M. le professeur Gubler enseigne depuis vingt-cinq ans que les urines présentent, dans les fièvres *mali moris* et en particulier dans la fièvre typhoïde, des caractères assez spéciaux pour que l'on puisse, de prime abord, différencier ces maladies des affections inflammatoires de bonne nature.

Aux périodes d'AUGMENT ET D'ÉTAT de la dothiénentérie, l'urine a une coloration jaune brunâtre sale, semblable à celle du *bouillon de bœuf* ; sa réaction est *très-acide* ; quand on l'aditionne d'acide nitrique, suivant la technique indiquée plus haut, on voit apparaître : 1° de *l'indigose* qui donne au fond du verre où se fait la réaction, une teinte d'un bleu pur très-intense ; 2° une couche d'*albumine* plus ou moins épaisse, mais constante ; 3° un diaphragme d'*acide urique* visible de suite, mais ne dépassant pas 2 à 3 mill. de hauteur ; 4° parfois du *givre d'urée.*

Quand vient la DÉFERVESCENCE, l'urine s'éclaircit, l'*albumine* diminue ou disparaît, l'*acide urique* augmente souvent et forme des dépôts qui ont, dans quelques cas, toute l'importance d'un phénomène critique ; la coloration produite par l'acide nitrique perd son aspect d'un bleu foncé ; elle devient d'abord violette, par suite d'un mélange du rouge qui apparaît avec le bleu préexistant ; puis le bleu diminuant chaque jour, le violet passe peu à peu au rouge, puis au *rose de Chine*, indice de la pleine CONVALESCENCE : en même temps, l'acide urique diminue, l'acidité disparaît et l'alcalinité produite par les alcalis fixes vient s'ajouter aux autres signes du retour à la santé.

Ce tableau, d'une grande netteté, est un des faits les plus importants et les plus constants de l'urologie clinique : il a servi de bases aux recherches dont je vais maintenant donner le détail analytique, en étudiant la séméiologie spéciale de chacun des caractères de l'urine.

1° COULEUR.

On peut rencontrer dans la fièvre typhoïde une échelle de teintes si diverses, qu'il semble impossible, à première vue, d'attribuer une valeur clinique quelconque à ce caractère et à ses principales modifications. Si l'on ne tient compte ni des formes ni des périodes, on observera toutes les colorations primitives et tous les tons dérivés dans l'étendue complète de leurs gammes respectives.

Mais j'espère démontrer que ces colorations, si dissemblables qu'elles soient, se catégorisent autour de quelques types primordiaux qui sont eux-mêmes sous la dépendance de certaines circonstances pathologiques.

Prenons comme exemple, la FIÈVRE TYPHOÏDE COMMUNE DE MOYENNE INTENSITÉ. La couleur *bouillon de bœuf*, c'est-à-dire jaune sale brunâtre sans réfringence, à reflets rougeâtres ou verdâtres plus ou moins atténués, est la teinte ordinaire des **périodes d'augment et d'état**; quand les **oscillations diurnes de la température descendent graduellement** pour atteindre le taux normal, les reflets verts disparaissent, et l'urine, qui n'est plus alors teintée que de jaune sale et de rouge, devient *orangée* avec prédominance de l'un des tons de constitution. Pendant la **convalescence**, le rouge, puis le jaune diminuent, de sorte que l'*orangé* vire insensiblement au *jaune* de plus en plus pâle (1).

Les diverses prédominances symptomatiques de la maladie influencent le type précédent, surtout aux trois premières périodes.

Dans la FORME COMMUNE GRAVE ET DE LONGUE DURÉE, les tons *foncés bruns et rouges* prédominent et il n'est pas rare

(1) Forme commune ordinaire (convalescence). Urine jaune-pâle 43 0/0 ; orangée foncé, 8 0/0.

Forme commune ordinaire (convalescence). Urine jaune-foncé, 14 0/0 ; orangée peu foncé, 26 0/0.

Forme commune grave (convalescence). Urine jaune-pâle, 17 0/0 ; orangée foncé, 44 0/0.

Forme commune grave (convalescence). Urine jaune-foncé, 22 0/0 ; orangée peu foncé, 4 0/0.

Albert Robin.

d'observer au début de la **défervescence** des colorations *orangées* où le rouge est en assez grande abondance, pour que l'urine revête l'aspect du *sirop de grenadine*. Cette teinte, qu'il ne faut pas confondre avec la coloration rouge foncée, se rencontre souvent aussi dans les derniers jours de la **période d'état;** quelles que soient d'ailleurs ses variétés, l'orangé persiste plus longtemps que dans la forme moyenne et dure souvent jusqu'à une période assez avancée de la **convalescence.**

Dans la VARIÉTÉ THORACIQUE, les tons *rouges* sont en majorité, depuis le jaune normal à reflets rouges légèrement brunâtres, jusqu'à l'hémaphéisme le plus foncé, en passant par les teintes ambrées sales et louches : dans les VARIÉTÉS ATAXIQUES ET ADYNAMIQUES, on voit les couleurs foncées à tous leurs degrés, avec des reflets rouges verts ou bruns, mais la teinte *bouillon type avec exagération des nuances vertes* est presque aussi fréquente. A la **période des oscillations décroissantes,** on note de grandes irrégularités et des alternances très-variables entre l'*orangé* qui va devenir la caractéristique d'une partie de la **convalescence** et les couleurs foncées *rouges ou brunes* qui réapparaissent comme les vestiges des périodes antérieures.

Quand la fièvre typhoïde doit se terminer par la MORT, les teintes diverses de l'urine peuvent se ranger sous trois chefs principaux, selon que la maladie a été ADYNAMIQUE, THORACIQUE, ou selon que le REIN a été touché plus profondément que les autres appareils.

Dans le premier cas, l'urine a jusqu'à la fin la teinte de bouillon où le *ton vert glauque* l'emporte de beaucoup sur le rouge que l'on perçoit seulement sur de grandes masses de liquide vues par transparence (1).

Dans la deuxième variété, à laquelle on peut rapporter aussi les observations de FIÈVRE TYPHOÏDE COMPLIQUÉE DE PÉRICARDITE OU D'ENDOCARDITE, le bouillon vert glauque n'est ordinairement qu'une teinte de début : elle passe bientôt aux nuances plus foncées, *jaune ocreux rougeâtre, jaune rouge, jaune brun hémaphéique*, fréquemment verdâtres.

Enfin dans la forme que l'on pourrait dénommer RÉNALE, la succession des teintes précédentes aboutit rapidement à une coloration semblable à celle que prend l'urine dans la néphrite parenchymateuse aiguë ; elle devient *brightique* ou d'un *rouge sanguinolent* qui masque presque absolument le vert, lorsque le liquide est renfermé dans un grand bocal. Cet aspect brightique a été vu, mais plus rarement aux périodes ultimes des formes THORACIQUES très graves (2).

Les RÉVERSIONS s'accompagnent aussi de changements de coloration, qui sont assez remarquables.

Si la récidive survient **à la fin de la convalescence,** au moment où l'urine a déjà pris le caractère jaune pâle plus ou moins aqueux, rien dans la teinte n'indique l'imminence ou même l'existence de la rechute, au

(1) Formes adynamiques mortelles : couleur de bouillon à reflets verdâtres, 70 0/0 ; reflets rouges, 5 0/0.

Formes cardiaques mortelles : couleur de bouillon à reflets verdâtres, 40 0/0 ; reflets rouges, 30 0/0.

Formes thoraciques mortelles : couleur de bouillon à reflets verdâtres, 20 0/0 ; reflets rouges, 34 0/0.

(2) Forme rénale, urine brightique, 45 0/0.

Forme thoracique,　　—　　5 0/0.

moins durant les deux ou trois premiers jours; mais, après ce laps de temps, on voit ou bien la couleur de *bouillon pale* ou bien l'*orangé sale*; en général, la persistance de la pâleur, l'apparition tardive d'un orangé peu intense, sont des *signes d'un bon augure* au point de vue de l'intensité de la réversion. Lorsqu'au contraire, la récidive a lieu **pendant les oscillations descendantes**, on voit les teintes orangées de cette période s'accentuer et virer au *jaune rouge verdâtre* au lieu de diminuer progressivement, ainsi qu'il arrive au début de la convalescence : cette modalité indique habituellement une *rechute assez sérieuse.*

Outre ces relations générales, il existe certaines colorations moins habituelles et dont il est important de spécifier les rapports.

A la **période d'augment**, il n'est pas rare de trouver des urines colorées en *rouge assez foncé* (hémaphéisme Gubler); il en est surtout ainsi quand les malades ont été frappés brusquement et que la fièvre a débuté avec les allures franchement inflammatoires d'une *affection a frigore*, ainsi qu'il arrive chez les individus robustes et sanguins : mais cet hémaphéisme dure peu; l'urine n'a pas la réfringence toute spéciale qu'elle possède dans les phlegmasies de bonne nature : d'ailleurs, le rouge fait bientôt place à la teinte de bouillon si caractéristique.

On le voit apparaître encore mais transitoirement à la **période de convalescence**, dans quelques FORMES COMMUNES GRAVES ET DE LONGUE DURÉE ; il est, en outre, assez fréquent, à la **période d'Etat** des FORMES ATAXIQUES, CÉRÉBRO-SPINALES, THORACIQUES, RÉNALES OU CARDIAques. Enfin la persistance de la nuance rouge pendant la durée de la convalescence peut être aussi la conséquence d'une *évolution tuberculeuse* plus ou moins latente.

En dehors de ces circonstances, l'apparition brusque d'une urine *rouge hémaphéique* est l'indice d'une complication telle que l'*érysipèle de la face*, la *pneumonie*, la *gangrène*, etc. (1).

A propos des *teintes rares*, M. Gubler (communication orale) a signalé récemment qu'à la phase ultime de certains cas mortels, les malades émettaient une urine *brunâtre*, presqu'exclusivement formée de plasma chargé de déchets organiques à leur minimum de combustion, comme si le courant circulatoire avait entraîné les produits de la liquéfaction des tissus, sans que ceux-ci aient subi l'action de l'oxygène : j'ai pu vérifier plusieurs fois l'exactitude du fait. Ces urines sont brun sale, opaques, visqueuses, dénuées de tout reflet et de toute réfringence.

A la couleur de l'urine, on doit rattacher l'étude de son aspect et de sa consistance. Ce liquide est trouble, louche et sale dans les 19[20 des cas. Quelquefois clair à l'émission, il perd rapidement sa transparence et sa réfringence, devient moins fluide et ne s'éclaircit nulle-

(1) Voici une petite statistique des nuances rouge foncé, d'apparence hémaphéique.

Forme rénale mortelle, 16 fois sur 100 urines.

   — thoracique — 20 —

Formes ataxiques, spinales, graves, ayant guéri

    21 0/0 aux périodes d'état et d'augment.

Forme commune grave, 7 0/0 — —

   — — 9 0/0 — de convalescence

   — moyennes et légères, 2 0/0 — d'augment et d'état.

ment par le repos : tantôt le trouble est uniforme, tantôt il est formé par la réunion de petits flocons muqueux d'une grande légèreté. Dans les deux cas, il s'accentue au bout d'un temps très-court, par le développement d'une grande quantité de vibrions. L'urine ne redevient définitivement claire qu'à une période assez avancée de la convalescence ; mais aux derniers jours de la période d'état, le trouble peut aussi diminuer ou même disparaître durant quelques jours (1).

2° QUANTITÉ. — DENSITÉ. — MATÉRIAUX SOLIDES ÉLIMINÉS
EN 24 HEURES.

L'étude des variations de ces trois caractères fournit un ensemble de signes cliniques d'une importance immédiate.

La quantité, la densité de l'urine et la somme des matériaux solides éliminés en vingt-quatre heures dans la fièvre typhoïde, sont diversement évaluées par les auteurs.

Becquerel admettait une diminution considérable de la quantité (575^{cc} à 926 par 24 heures), une diminution proportionnellement moins considérable des matières tenues en dissolution , et une augmentation sensible de la densité (1023.5) (2). Pour M. Hœpffner, durant la pé-

____

(1) D'après Martin Solon (1847) et W. Edwards (1853), l'urine de la fièvre typhoïde serait transparente et ambrée ; il est probable que ces auteurs ont pris pour un fait habituel les limpidités temporaires signalées ci-dessus

(2) Moyenne de 22 cas : la densité aurait été un peu plus élevée chez les hommes que chez les femmes.

riode d'état, la quantité reste à peu près normale, mais il y a une augmentation marquée de la densité et des matériaux solides ; pendant la défervescence, la quantité augmente, la densité s'abaisse, les matériaux solides diminuent; ces caractères s'accentuent encore pendant la convalescence. Au sujet de la densité, Rayer donne les chiffres suivants : période d'augment : de 1014,1 à 1016,4 ; période d'état : 1008 ; convalescence : 1019,6 à 1022,7.

La divergence est grande entre ces diverses opinions ; aucune d'elles ne peut servir de moyenne générale dans toute sa tenenr et les chiffres que j'ai obtenus s'en écartent notablement (1).

A. *Relations avec les formes et les périodes de la fièvre typhoïde.*

Prenons toujours comme base de description la FIÈVRE TYPHOÏDE COMMUNE DE MOYENNE INTENSITÉ. Aux **périodes d'augment et d'état**, la *quantité* s'abaisse légèrement (2) (1038^{cc}); la *densité* augmente proportionnelle-

(1) Comme moyenne de l'état normal, je prends les chiffres suivants : quantité, 1250^{cc} ; densité, 1018 ; matériaux solides, 50 grammes.

(2) Ces chiffres et tous ceux qui suivent constituent la moyenne de 67 cas et de 1177 examens d'urine.

Pour la forme moyenne, le nombre des cas a été de 29, et celui des urines de 526, dont 283 pendant les 1re et 2e périodes ; 112 pendant la 3e et 131 pendant la 4e. Le cas ou la moyenne a été le plus bas atteint 670^{cc}, celui ou elle a été le plus haut 2010^{cc} ; mais ce sont là des ex ceptions, car la plupart des autres cas ont donné des chiffres moyens variant de 900 à 1300^{cc}. On en dirait autant de la densité : parfois très basse, puisqu'on l'a notée dans un cas à 1008 ; parfois très-considérable 1033,5 ; elle ne varie ordinairement que de 1020 à 1030. Au sujet des matériaux solides, le minimum a été de 43,87, le maximum de 68,79.

ment (1024); la quantité des *matériaux solides* varie peu (52 gr. 30); à la **période des oscillations descendantes**, la *quantité* augmente et se rapproche de la normale (1213 c. c.)(1), la *densité* s'abaisse, mais reste un peu plus élevée qu'à l'état habituel (1019,9); la quantité des *matériaux solides* ne subit qu'une augmentation insignifiante 53 gr. 40).

Enfin, pendant la **convalescence**, la *quantité* augmente et dépasse le chiffre normal (1491 c. c.)(2) ainsi que l'avaient constaté MM. Hœpffner, Molé, Charvot, etc. (polyurie plus ou moins intense), la *densité* tend à s'abaisser un peu (1017,8); les *matériaux solides* subissent une augmentation assez marquée (56 gr. 29).

Dans les FORMES LONGUES ET GRAVES, les chiffres précédents sont assez sensiblement modifiés. Aux **deux premières périodes**, si la *quantité* n'est pas influencée (1024 c. c.) la *densité* s'abaisse un peu (1022,8), ainsi que les *matériaux solides* (51 gr.) : à la **troisième** période, au contraire, la *quantité* s'élève au dessus de la normale (1530 c.c.),

(1) A cette période,
Minimum d'urine a été de 866cc , le maximum de 1733cc.
    —   de densité   —   1011,5,   —   1030,1.
    —   Matériaux solides   37,   —   62,53.
(2) A la période de convalescence :
Minimum d'urine a été de 870cc , le maximum de 2630cc.
    —   de densité   —   1010,   —   1031,5.
    —   Matériaux solides   43,62   —   69,59.
Si l'on recherche le minimum et le maximum sur les 526 cas, au ieu de les établir sur les moyennes de chaque cas, on trouve des écarts souvent énormes : ainsi, nous avons vu la densité de 1005 et de 1041,5 à la période d'état; celles de 1034,5 à la 3e période. Les matériaux solides ont été de 32,76 et de 103,89 à la 2º période, etc. Ces cas particuliers assez rares ne doivent pas influencer les moyennes d'ensemble, car ils dépendent toujours de conditions spéciales, qu'il n'est pas impossible de déterminer.

ce qui correspond à une élévation des *principes* solides
(56 gr. 50), malgré la chute de la *densité* (1017,6) qui atteint l'état normal ; enfin, pendant la **convalescence**, la
quantité augmente encore (1685 c.c.) (polyurie assez considérable) la *densité* tombe à (1015.7), mais les *matériaux
solides* montent à 60 gr. 13 (1).

Quand la maladie revêt une APPARENCE TRÈS-BÉNIGNE,
la *quantité* et les *matériaux solides* diffèrent peu de la normale (1150 c.c. et 50 gr. 54) ; la *densité* seule est un peu plus
élevée (1021,3). Pendant la **convalescence** la *quantité*
monte à 1511 c.c., la *densité* baisse à 1016,8, les *principes
solides* ne s'élèvent qu'à 54 gr. 60. (2)

Dans la FORME THORACIQUE, la *quantité* descend moins que
dans la VARIÉTÉ COMMUNE (1104 c.c.) ; la *densité* et les *principes solides* sont à peine modifiés (1023,3 — 51 gr. 48). A la
troisième période, la *quantité* dépasse faiblement la
normale (1338 c.c.), mais comme la *densité* s'abaisse à 1017,
les *matériaux solides* ne sont pas influencés. A la **convalescence**, la similitude entre les deux formes est à peu
complète (Q. 1462 c.c. — D. 1016,6 — P.S. 54 gr. 20.) (3).

Si la dothiénentérie se termine par la MORT, le tableau
est tout autre : la *quantité* descend sensiblement (922 c.c.),
la *densité* ne s'élève que de trois degrés environ au-dessus
de la normale (1021,6), la somme des *principes solides*
est notablement inférieure (45 gr. 55). Ces moyennes (4)
résument tous les cas à terminaison funeste ; mais *à
chaque forme morbide* correspondent des *chiffres particu-*

(1) Moyennes de 11 cas et de 233 urines.
(2) Moyennes de 5 cas et de 93 urines.
(3) Moyennes de 8 cas et de 146 urines.
(4) Moyennes de 14 cas et de 179 urines.

liers: ainsi, c'est dans la VARIÉTÉ ADYNAMIQUE que la *quantité*, la *densité* et les *matériaux solides* sont le plus abaissés
(Q. 884 c.c. — D. 1019,8. — P. S. 40 gr. 95); la moyenne
un peu plus élevée dans la FORME THORACIQUE (Q. 903c.c.
— D. 1022,6. — P. S. 43 gr. 21) attëint son taux le plus
élevé dans la FORME RÉNALE (1) (Q. 1125 c.c. — D. 1019,6.
— P. S. 52 gr. 96).

Les trois caractères que nous étudions, présentent
dans la FIÈVRE TYPHOÏDE A RECHUTES, un mode d'association
qui s'éloigne beancoup de tout ce que je viens de signaler: il importe de considérer dans ces fièvres, d'abord
la **première atteinte** de la maladie, en second lieu la
rechute. Or les fièvres qui ont fait des réversions ont
donné aux **deux périodes primitives** les chiffres suivants
(Q. 788c.c. — D. 1030,3. — P. S. 54 gr. 97), c'est à dire,
une *quantité* plus faible, une *densité* et des *matériaux
solides* plus élevés que dans les variétés ordinaires ; mais
durant les **oscillations descendantes**, la *quantité* s'élève
à peine (1019 c.c.), la *densité* tombe à 1021,6, et les *matériaux solides*, au lieu d'augmenter comme dans les formes
ordinaires, baissent, au contraire, jusqu'à 49 gr. (2).

(1) L'existence d'une forme rénale me paraît aujourd'hui indiscutable : elle présente un syndrome urologique fort net, comme je le
prouverai tout à l'heure ; sa symptomatologie a un caractère à part
(diarrhée peu abondante, abattement considérable, adynamie, pâleur
terreuse des téguments, douleurs lombaires, dyspnée. épistaxis abondants, délire précoce, températures très-élevées avec refroidissement facile, œdème léger mais inconstant etc.), et ses caractères anatomiques sont assez marqués (gros reins congestionnés, stéatose du parenchyme sécréteur) pour justifier cette dénomination.

(2) Je n'ai pas fait entrer dans ces moyennes les fièvres qui ont récidivé pendant la défervescence. D'ailleurs, pour ce qui concerne les
trois premières périodes, elles ne diffèrent en rien de ce qui vient d'ètre
énoncé.

La **convalescence**, malgré l'augmentation de la *quantité* (2167 c.c.), n'est pas marquée par une élimination des *principes solides*, puisque ceux-ci ne se chiffrent que par 52 gr. 76, soit un peu moins que le taux des premières périodes; la *densité* est à 1013,6.—Voilà déjà des différences fort appréciables : l'écart est encore plus grand dans les **périodes de la réversion**. Aux **deux premières**, la *quantité* est très-augmentée (1400 c.c.), la *densité* très-faible (1015,7) et les *matériaux solides* sont aussi peu abondants que dans les formes mortelles (45 gr. 56). A la **troisième période**, la *quantité* s'abaisse au lieu d'augmenter (1170 c.c.), la *densité* monte à peine (1016,4), les *principes solides* descendent encore (43 gr.). Enfin la **convalescence** ramène la *quantité* au taux du début (1476 c.c.) tandis que la *densité* (1011,8) et les *principes solides* (38 gr. 80) descendant à la moyenne la plus basse que j'aie observé.

Les trois caractères en étude varient, comme on vient de le voir, selon les formes et les périodes de la maladie; mais ils offrent souvent dans une même forme, des différences, et dans une même période, des alternatives d'augment et de décroissance qui, s'écartant beaucoup des moyennes établies, doivent fixer maintenant notre attention.

Envisagés en bloc, les CAS A TERMINAISON FUNESTE présentent une diminution graduelle de la *quantité*, de la *densité* et des *matériaux solides*, depuis l'entrée du malade à l'hôpital, jusqu'à la mort; mais cette règle doit s'appliquer surtout aux FORMES ADYNAMIQUES ET RÉNALES, car dans la VARIÉTÉ THORACIQUE, la *quantité* a augmenté plusieurs fois pendant les derniers jours : il est vrai qu'alors cette augmentation de quantité a presque toujours coïncidé avec une diminution de la diarrhée, ce qui réduit d'autant l'influence de la forme. Quand dans une fièvre abdominale adynamique, on voit la quantité d'urine augmenter aux derniers jours de la vie, il faut, la plupart du temps, soupçonner l'existence d'un fait anormal. J'ai vu un cas de cet ordre, où l'urine monta subitement de 500-700 c.c. à 1000 c.c. alors que la densité baissait à 1015, mais que les matériaux solides s'élevaient de 23 gr. à 35 gr. 10 ; en même temps la diarrhée, jusque-là considérable, s'arrêtait subitement. L'autopsie démontra que le gros intestin était rempli de caillots sanguins, résidu d'une hémorrhagie dont le produit n'avait point été expulsé au dehors. L'augmentation de la quantité et des matériaux solides pouvait se rapporter à la fois à cet arrêt dans l'élimination intestinale (1) et à une résorption de la partie liquide du sang épanché.

B. Relations avec quelques symptômes particuliers.

Outre les formes générales signalées plus haut, il y a dans la fièvre typhoïde des symptomes qui, par leur présence ou leur exagération, impriment à la maladie un caractère tout spécial. Je veux parler des sueurs et de la diarrhée, symptômes dont la prédominance retentit sur la sécrétion urinaire.

Voyons d'abord ce qui concerne la sueur. Quand les formes communes, légères et moyennes s'accompagnent

______

(1) La diminution de la diarrhée est ordinairement la cause de la diminution de la quantité et des principes solides, qui se produit quelquefois aussi dans les deux derniers jours de quelques formes mortelles.

de sueurs, la *quantité* très-diminuée aux deux premières périodes (925 c.c.), n'augmente pas dans les proportions ordinaires aux périodes de défervescence (1170 c.c.) et de convalescence (1140 c.c.) ; mais la *densité*, d'abord plus élevée que la moyenne générale (1027,6.), reste à un chiffre plus haut que celle-ci, aux périodes subséquentes (3° P. 1021,8 — 4° P. 1022), etc.; l'élimination des *matériaux solides* varie à peine d'une période à une autre et son taux est plus considérable qu'à l'ordinaire (1° et 2° P. 54 gr. 72; — 3° P. 54 gr. 22 ; — 4° P. 54 gr. 56).

Au contraire, lorsque la PEAU EST RESTÉE SÈCHE durant la totalité de l'affection, nos trois caractères présentent un ensemble tout différent du précédent. La *quantité* est plus considérable (1057 c,c.), la *densité* (1023,5) et les *matériaux solides* (49 gr. 77) baissent un peu au-dessous de la moyenne. A la défervescence et à la convalescence, la *quantité dépasse* les chiffres des formes sudorales 3° P. 1329 c.c. ; — 4° P. 1458 c.c.), mais la *densité* et les *matériaux solides* ne les atteignent pas, quoique suivant par rapport aux périodes d'augment et d'état, la marche de la moyenne.

L'un des résultats de cette comparaison semble paradoxal : on comprend, en effet, qu'à toutes les périodes des fièvres sudorales, la quantité baisse et que la densité augmente; ce fait dérive de l'élimination par la peau, d'une partie de l'eau qui devrait suivre la route de la circulation rénale ; mais cette sueur entraîne une certaine proportion des principes solides : or, on ne s'explique pas alors que l'urine entraîne plus de ces principes que dans les variétés non sudorales. Mais il est à remarquer que toutes ces formes sudorales ont présenté, au début, des phénomènes typhoïdes plus prononcés et de plus grandes élévations de température, ce qui est en rapport avec une destruction organique plus considérable ; les produits de cette désassimilation augmentée, jetés dans la circulation, s'ils n'avaient été emportés que par les reins, auraient déterminé peut-être, par leur rétention momentanée, des accidents plus ou moins sérieux ; mais la peau est venue en aide au parenchyme rénal et l'élimination n'a point subi de retard. Ne pourrait-on même voir dans cette circonstance la cause de l'évolution bénigne de ces formes, dont le début avait été quelque peu inquiétant ? Ce qui confirmerait cette hypothèse, c'est que dans les périodes d'augment et d'état, la poussée éliminatrice fournit des chiffres de matériaux solides qui ont une tendance à surpasser ceux des périodes ultérieures, et l'on sait que c'est le contraire qui a lieu dans les cas où la peau est restée sèche.

S'il s'agit de formes graves, à longue durée, la différence est bien plus sensible encore, ce qui est une preuve nouvelle à l'appui de notre théorie. Les cas où la sueur a existé ont rendu 55 gr. 62 de principes solides aux deux premières périodes, 58 gr. 50 à la troisième et seulement 52 gr. 50 à la quatrième, tandis que les formes à peau sèche ont éliminé 47 gr. 72 seulement aux deux premières périodes, 54 gr. 47 à la troisième, et 64 gr. 61 à la quatrième.

Les dernières variétés ont été plus graves et un peu plus longues (1) que les premières. Serait-ce parce que

(1) Formes graves sudorales. Durée moyenne des périodes d'augment et d'état, 27 jours. Formes graves non sudorales. Durée moyenne, 31 jours.

les sueurs ne sont pas intervenues pour entraîner les déchets en circulation que le rein ne pouvait rapidement secréter et parce que l'excrétion n'a eu lieu qu'aux périodes de défervescence et de convalescence, tandis que dans le premier cas , l'élimination s'était produite aux périodes d'augment et d'état, par l'action synergique des reins et de la peau?

Parfois la sueur n'est pas assez abondante ni assez continue pour constituer une VARIÉTÉ SYMPTOMATIQUE BIEN TRANCHÉE; elle apparaît alors, pendant un jour ou deux, soit au début de la défervescence, soit dans le cours de l'une quelconque des périodes de la maladie. Au point de vue de la quantité des *principes solides*, je distingue ici deux cas : dans le premier, la sueur est critique, elle coïncide avec la diminution des symptômes graves: alors les principes solides augmentent ou restent stationnaires; dans le second, la sueur n'exerce aucune influence sur la marche de la maladie , ou bien elle survient dans une forme des plus bénignes : alors la masse des principes solides subit une sensible diminution (1). Toutes ces données sont encore confirmatives de l'opinion exprimée plus haut.

Les sueurs qui sont artificiellement produites par l'ingestion de grandes quantités d'eau ne s'accompagnent pas d'une diminution sensible dans la proportion des

(1) Exemples à l'appui :

1° Forme spinale au début avec adynamie assez prononcée :

Fin de la période d'état.	Début de la défervescence avec sueurs critiques.
Quantité..... 800	Quantité..... 1000
Densité...... 1026	Densité...... 1024
Mat. solides.. 46.80	Mat. solides.. 56.16
T. 38.2, —39.4.	T. 37.2, — 38.6.

matériaux solides excrétés : le plus habituellement même, il y a une certaine augmentation de ceux-ci. Nous verrons plus tard les applications qu'on peut en tirer, au point de vue du traitement.

Aux DIARRHÉES ABONDANTES ET CONTINUES, répondent : une diminution de la *quantité* (979 c.c.), une augmentation de la *densité* (1025,3), une diminution légère des *matériaux solides* (49 gr. 75); mais les chiffres de la défervescence et de la convalescence ne s'éloignent en rien des moyennes générales, car la diarrhée se calme généralement à ces périodes. Si elle persiste avec une profusion inusitée, on observera une diminution plus ou moins sensible de la quantité et des matériaux solides, diminution qui peut aller jusqu'à un abaissement sur le taux initial. Quand la DIARRHÉE MANQUE ou ne consiste qu'en une petite selle liquide dans les 24 heures, les principes qui devraient être entraînés par les garde-robes, passent par l'urine, dont ils augmentent la densité (1029,9) et la teneur en matériaux solides (61 gr. 28). La même influence s'exerce encore aux périodes suivantes et se traduit par les densités de 1026,5 (3e P.), 1022,3 (4e P.) et par 58 gr. 67 et 56 gr. 47 de principes solides , soit une augmentation sur les moyennes générales, mais soit aussi une diminution sur

2º Adynamie peu prononcée au début, forme bénigne (quelques frottements péricardiaques) :

Au début de la convalescence, sueurs n'ayant duré qu'un jour.

Période de défervescence. 3 jours de durée.		1er jour de la sueur. —		Jours suivants. —	
Quantité.	1033	Quantité.	700	Quantité.	1130
Densité..	1029.6	Densité..	1031.5	Densité...	1022.5
Mat. sol..	71.21	Mat. sol..	49.95	Mat. sol..	55.07
T. 38.2, 39.6, — 37.8, 38.6, — 37.8, 38.		T. 37. 37.6.		T. 36.6, 37.7., etc.	

le chiffre initial de la variété qui nous occupe, d'où l'inversion de la modalité habituelle dans l'élimination des principes solides qui, considérés par périodes, doivent augmenter jusqu'à la convalescence inclusivement.

Si la diarrhée et les sueurs manquent à la fois, on observe une exagération des caractères que je viens d'indiquer (1), l'urine entraînant une partie de l'eau et des principes solides qui auraient dû passer par l'intestin et la peau.

L'APPARITION, L'EXAGÉRATION OU LA CESSATION SUBITES de la diarrhée ont aussi leur retentissement : le premier cas, qu'il soit spontané ou provoqué par un purgatif, se traduit par la diminution de la quantité et des matériaux solides, l'augmentation de la densité ; le second produit une augmentation de la quantité, des principes solides et de la densité (2).

(1) Exemple : D..., 20 ans, fièvre typhoïde commune d'intensité moyenne : Adynamie et délire au début :

Quantité.		Densité.	Matériaux solides.	Durée.
Augment et état.	1230	1027.1	75.99	12 jours.
Défervescence...	1033	1029.6	71.21	3 —
Convalescence...	1130	1022.5	55.07	8 —

(2) 1er cas. Moyenne de 10 exemples pris au hasard à toutes les périodes et dans toutes les formes :

	Quantité.	Densité.	Matériaux solides.
Pas de diarrhée........	1176	1025.1	54.39
Apparition de diarrhée.	870	1026.7	45.97

2e cas. Moyenne de 8 exemples choisis dans les mêmes conditions :

	Quantité.	Densité.	Matériaux solides.
Diarrhée...............	700	1018.5	31.82
Cessation de diarrhée...	970	1020.5	47.42

Albert Robin.

C. *Des variations de la densité, de la quantité et des matériaux solides, envisagées comme phénomènes prémonitoires de la défervescence et de la convalescence.*

Nous savons maintenant, que d'une manière générale et dans les formes ordinaires, la quantité d'urine et les matériaux solides augmentent graduellement jusqu'à la convalescence en même temps que la densité s'abaisse, de telle sorte que, pendant cette dernière période, l'augmentation de quantité prend habituellement les proportions d'une vraie polyurie. Or cet ensemble de caractères possède, dans l'époque de son apparition, une fixité qui lui donne, au point de vue pronostique, une valeur incontestable.

En effet, dans 55 p. 100 des cas pris en bloc, la *polyurie* et l'*abaissement de la densité* débutent à la fin de la **période d'état**, précédant de 1 à 6 jours la **période des oscillations descendantes**; dans 17 p. 100, elles surviennent pendant les premiers jours de la défervescence; dans 15 p. 100, au cours de la convalescence; elles manquent dans 13 p. 100 des observations.

Dans les FORMES GRAVES, cette polyurie et cet abaissement de la densité précédant la défervescence, sont pour ainsi dire constants et s'accompagnent d'une élimination de matériaux solides dont le taux dépasse les moyennes générales de chaque période (1).

---

(1) Sur 8 cas graves, 6 ont eu cette polyurie prémonitoire de la défervescence.

Voici des exemples :

Ces caractères sont moins constants, mais encore très fréquents dans les formes qui sont graves seulement à leur début ; s'il s'agit, au contraire, d'une FORME BÉNIGNE, ou bien, l'on n'observe pas de polyurie, ou bien, cette polyurie existant, elle marche de pair avec un tel abaissement de la densité, que le chiffre des principes solides tend plutôt à diminuer sur celui des autres périodes.

A côté de la *polyurie*, qui marque la fin de la phase d'état, j'ai placé la *diminution de la densité* et l'*augmenta-*

A. *Forme adynamique grave.* Femme, 18 ans.

Jours.			Quantité.	Densité.	Mat. solides.
21°	T. M. 38.3	T. S. 40.2	600	1034	47.78
22°	T. M. 38.4	T. S. 40.1	2400	1008.5	50.13
23°	T. M. 38.2	T. S. 39.4	1500	1014.5	50.89 Début

des oscill. descendantes.

La polyurie, l'abaissement de la densité, l'augmentation des matériaux solides ont précédé le début de la défervescence de 24 heures, et alors qu'aucun autre symptôme ne pouvait faire prévoir une telle évolution de la maladie.

B. *Forme grave, adynamique.* H. 20 ans.

Jours.			Quantité.	Densité.	Mat. solides.
19°	T. M. 39.6	T. S. 40.0	1000	1022	55.60
20°	— 39	— 39.8	1350	1017.5	55.28
21°	— 39.5	— 40	1500	1016	54.16
22°	— 39.6	— 39	1800	1012	50.54
23°	— 39.6	— 40	2350	1012	65.98
24°	— 39	— 38	2200	1010	54.05 Début

des oscill. descendantes.

La moyenne générale de toute la période d'état a été de

Quantité.	Densité.	Mat. solides.
1113	1021.5	53.30

La polyurie vraie a précédé de 48 heures le début de la défervescence, mais l'élévation de la quantité d'urine et l'abaissement de la densité, permettaient de la soupçonner quatre jours avant son apparition. L'augmentation des principes solides n'est apparue que vingt-quatre heures avant la défervescence.

tion des matériaux solides; or, il est à remarquer que ce dernier fait précède immédiatement l'entrée en défervescence, de telle sorte que le taux du dernier jour de de la période d'état est supérieur à celui du jour qui le précède et à celui du premier jour de la défervescence : il y a là comme une élimination, pour ainsi dire critique, marquée surtout dans les cas graves, et sinon constante, du moins assez fréquente pour être prise en sérieuse considération. Je dis qu'il n'y a pas constance : en effet, dans d'autres cas, la sécrétion des principes solides augmente encore dans le premier et le second jour de la défervescence ; dans d'autres enfin, l'augmentation se prononce deux et rarement trois jours avant le

C. *Forme grave au début* (violent délire nocturne, adynamie, péricardite).

Jours.					Quantité.	Densité.	Mat. solides.
9°	T. M.	39.8	T. S.	40.4	1000	1032.5	74.86
10ᵉ	—	39.6	—	40	1000	1028	65.52
11ᵉ	—	39.4	—	40	1600	1026.5	89.21
12°	—	39.4	—	40	1350	1023.5	74.23
13°	—	38.2	—	39.6	1100	1027.5	70.70 Début

des oscill. descendantes.

La polyurie vraie n'a duré qu'un jour ; elle a précédé le début de la défervescence de 48 heures ; l'élimination des matériaux solides a été considérable, malgré le peu d'augmentation de la quantité, car la densité s'est maintenue à un taux très-élevé.

D. L'étude comparée de 8 cas, pris au hasard et ayant présenté des symptômes assez sérieux, soit à leur début seulement, soit pendant une période plus longue donne, les résultats suivants :

	Quantité.	Densité.	P. S.
1° Moyenne de la période d'état.	1123	1025.4	57.39
2° Moyenne de la période de polyurie qui précède la défervescence (2 jours)...............	1509	1020.9	64.29
3° Moyenne de la période de défervescence...................	1492	1018.3	58.42

début de cette période : elle ne manque que dans les formes très-bénignes (1). Voilà donc quatre modalités bien distinctes.

Ce qui prouve bien encore toute la valeur de cette élimination, c'est qu'elle se montre aussi à la **fin de la défervescence**, et qu'elle marque ainsi le **début de la convalescence.** Non-seulement la quantité des principes solides éliminés pendant le dernier jour de la défervescence, dépasse les proportions du jour qui précède et de celui qui suit, mais encore elle s'élève, dans plus de 75 0/0 des cas, au-dessus des moyennes qui représentent l'élimination journalière dans les périodes de défervescence et de convalescence. Habituellement une élévation plus ou moins forte de la quantité d'urine

(1) Exemple des quatre modalités en question :

1o Augmentation des matériaux solides le dernier jour de la période d'état dans 35 0/0 des cas. Exemples : voyez B et C de la note (p. 56 et 60).

A. *Forme moyenne* :

	Quantité.	Densité.	P. S.
Avant-dernier jour de la période d'état.	600	1028.5	40.01
Dernier jour..........................	1000	1025	58.50
Premier jour de la période des oscillations descendantes.................	700	1027.5	47.04

B. *Forme peu grave.* (Réversion) Polyurie trois jours avant le début de la défervescence :

	Quantité.	Densité.	P. S.
Avant-dernier jour de la période d'état.	2900	1005	36.83
Dernier jour......................	1950	1008	38.45
Premier jour de la période des oscillations descendantes...............	1550	1009	32.64

C. *Forme un peu plus grave* :

	Quantité.	Densité.	P. S.
Avant-dernier jour de la période d'état.	800	1031.5	56.96
Dernier jour......................	1000	1032	74.88
Premier jour de la période des oscillations descendantes...............	800	1030	15 6.6

accompagne cette augmentation des principes solides :
quand cette quantité ne varie pas, la densité s'accroît,
ce qui revient au même. On m'objectera sans doute que
l'importance de ces variations est arbitraire et qu'il est
difficile de préciser, à un jour près, le début de la convalescence; cette objection tombe d'elle-même devant
ce fait, qu'ayant choisi pour marquer le début de la
convalescence, le jour où les températures du matin et
du soir étaient au-dessous de 37,8 — 38, j'ai toujours vu
l'augmentation des principes solides précéder de vingt-
quatre heures l'apparition de cet état thermique.

Ces deux faits établissant en quelque sorte de petites
phases prémonitoires de la défervescence et de la convalescence, se complétent mutuellement et toute leur valeur
naît de leur association; ils ajoutent aussi à l'importance

2° L'augmentation continue le premier jour de la défervescence ; il
faut rapprocher ces cas de ceux ou la polyurie ne débute qu'au même
moment = 23 0/0.

Forme bénigne :

	Quantité.	Densité.	P. S.
Avant-dernier jour de la période d'état.	800	1020	37.34
Dernier jour......................	700	1025	40.95
Premier jour de la période des oscilla- tions descendantes...............	700	1032	52.41

3° L'augmentation apparaît 48 ou 72 heures avant le début de la défervescence = 24 0/0.

Forme assez grave :

	Quantité.	Densité.	P. S.
Trois jours avant la défervescence.....	1200	1037	103.89
Deux jours —	1100	1028	72.07
Veille de la —	1400	1021.5	70.43
Premier jour —	1100	1027.5	70.78

4° Il n'y a pas d'augmentation des matériaux solides : = 18 0/0 des
cas. Sur ces dernières observations 6 0/0 appartiennent à des rechutes
bénignes, survenues à la suite de fièvres de même nature ; 8 0/0 à des
formes très-légères et 4 0/0 à des formes moyennes.

des périodes thermiques que M. Jaccoud a établies dans la fièvre typhoïde. J'étudierai plus tard le profit clinique qu'on en peut tirer (1).

D. *Relations avec quelques complications.*

Parmi les variations des trois caractères que nous examinons, il faut noter encore celles qui sont dues aux COMPLICATIONS de la fièvre typhoïde.

Si après une HÉMORRHAGIE INTESTINALE dont le produit n'est point évacué au dehors, la quantité et les matériaux solides augmentent, ainsi qu'on l'a dit plus haut, on voit, au contraire, ceux-ci diminuer, mais dans d'assez faibles proportions, après les pertes de sang abondantes.

Quand il existe une COMPLICATION CARDIAQUE, l'excré-

(1) Exemples à l'appui de l'augmentation des principes solides la veille du début de la convalescence.

A. *Forme adynamique grave.* Femme de 20 ans.

	Avant dernier jour de la défervescence	Dernier jour de la défervescence	Premier jour de la convalescence
Quantité.........	1500	1750	1000
Densité..........	1013.5	1017	1018.5
Principes solides.	47.38	69.61	43.29

B. *Forme thoracique moyenne* (Homme de 24 ans).

Quantité........	1100	1000	700
Densité..........	1016	1025.5	1022.5
Principes solides.	41.18	59.47	36.85

C. *Forme commune d'intensité moyenne* (Homme de 25 ans).

Quantité........	1700	2100	1950
Densité..........	1012.5	1014	1010.5
Principes solides.	49.72	68.79	47.91

Ces exemples sont la règle dans 37 cas sur 48, soit 77 0/0. Mais dans 8 cas, soit 17 0/0, l'élimination des principes solides ne varie pas, varie peu ou s'abaisse ; enfin, dans 3 cas, soit 6 0/0 l'augmentation continue au début de la convalescence, on ne se prononce que dans le cours de celle-ci.

tion des principes solides est, au début, beaucoup plus
considérable que dans les formes ordinaires; mais au
lieu d'augmenter aux périodes suivantes, cette excrétion
suit le type inverse et décroît graduellement jusqu'à la
convalescence inclusivement. La quantité, plus faible
qu'habituellement, suit la marche ascensionnelle ordi-
dinaire, mais n'arrive que rarement et tardivement à la
polyurie; quant à la densité, élevée au début, elle
décroît progressivement à chaque période nouvelle.
Dans les observations qui se sont terminées par la mort
du malade, on trouve les mêmes phénomènes, et alors
l'augmentation des matériaux solides et de la densité
est d'autant plus frappante que, dans les autres formes
mortelles, leur diminution constitue une règle presqu'absolue (1).

Je ne possède pas assez de faits pour établir l'influence des autres complications, telles que la PNEUMONIE,
l'ÉRYSIPÈLE, la GANGRÈNE, etc. Néanmoins la PLEURÉSIE
s'est accompagnée, dans deux cas, d'une diminution im-
portante de la quantité et des principes solides, avec
élévation de la densité.

Parmi les MÉDICATIONS dont l'action retentit sur les

(1) J'ai observé 7 cas de dothiénentérie avec complications cardia-
ques. 4 cas ont guéri, 3 sont morts.
Voici les moyennes.
A. Cas de guérison :

	Qnantité.	Densité.	P. S.
Périodes d'état et d'augment......	933	1030.5	63.58
— d'oscillations descendantes	1104	1024.2	60.92
— de convalescence........	1272	1019.5	50.51

B. Cas de mort :

Quantité.	Densité.	P. S.
941	1027.1	64.49

caractères en étude, je citerai l'acide SALICYLIQUE qui,
dans la fièvre typhoïde et à la dose quotidienne de
8 grammes, augmente la densité et la quantité des
principes solides. Son influence sur la quantité est moins
précise (1). On observe quelquefois des augmentations
peu marquées le lendemain de la première administration, mais le plus souvent on voit une diminution fort
sensible, soit dès le premier jour, soit immédiatement
après la minime augmentation initiale (2).

ODEUR. — RÉACTION.

Fermentation ammoniacale de l'urine.

L'urine exhale à la **période d'état** de la fièvre typhoïde
une odeur *urineuse fade*, difficile à définir, mais se rapprochant un peu de celle du bouillon. Exceptionnellement
l'on trouve des urines, à odeur *nulle*, ou *urineuse forte*,
aromatique, *urineuse normale* ou rappelant la *macération
d'herbes* et la *marée*. Par contre, à la **période des oscillations descendantes**, les odeurs de *marée*, *fétides*, *ammoniacales*, sont plus fréquentes que l'odeur urineuse fade.
Pendant la **convalescence**, ces dernières odeurs augmentent encore de fréquence et l'urineuse fade devient
presque une rareté ; aux derniers jours de cette période,
l'odeur redevient nulle ou normale. En outre, il faut noter que dès la défervescence, on peut rencontrer 5 à 7 fois
environ sur 100 une odeur d'*hydrogène sulfuré*.

(1) La densité s'élève dans des proportions parfois considérables. Je
l'ai vu monter de 1030 à 1044 pour redescendre à 1030 après la suppression du médicament.
(2) Albert Robin. *Société de biologie*, janvier, 1877.

Dans les CAS MORTELS, l'odeur *fade* est la règle depuis le début de la maladie jusqu'à la terminaison. Les urines qui sentent la *macération d'herbes* et la *marée* sont plus rares ; l'odeur de *pain bouilli* s'observe environ 45 fois p. 100 dans les FORMES RÉNALES ; on la perçoit aussi toutes les fois que le liquide urinaire contient une forte proportion d'albumine. Dans les FORMES THORACIQUES MORTELLES, les odeurs *urineuses fortes aromatiques* dominent.

Les odeurs *herbacées et fétides* ont une certaine valeur clinique en ce sens qu'elles paraissent généralement au début de la **défervescence** et qu'elles la précèdent même quelquefois, en se montrant concurremment avec la polyurie et l'augmentation des matériaux solides signalées dans le paragraphe précédent. Depuis cette époque jusqu'à la fin de la maladie, ces odeurs alternent entre elles ou avec celles examinées plus haut, sans qu'on puisse saisir la loi de ces variations (1).

Il ne faut pas confondre cette *fétidité* de l'urine avec l'*état ammoniacal* ; la première concorde, en effet, souvent avec une réaction acide et présente non pas l'odeur assez franche de l'ammoniaque, mais bien celle de la *macération anatomique* ; elle n'est pas produite par la décomposition de l'urée, mais elle paraît provenir de la fermentation des matières extractives qui sont toujours en grande abondance dans l'urine au moment de la défervescence. L'administration de l'acide salicylique diminue les odorances fades de l'urine qui devient inodore ou légèrement aromatique.

______

(1) Pour bien apprécier l'odeur, il faut attendre que l'urine ait séjourné à l'air dans un vase propre, pendant une demi-heure ou une heure.

La RÉACTION suit, à peu de chose près, la marche de l'odeur. *Très-acide* aux **périodes d'état et d'augment** l'urine rougit moins franchement le tournesol aux approches des **oscillations descendantes** et prend une réaction *alcaline*, soit au milieu de cette période, soit au cours de la **convalescence**.

M. Gubler à qui l'on doit la découverte de cette *alcalinité* a publié le résultat de ses recherches dans la thèse de son élève M. Durante. J'en extrais ce qui suit :
« M. Gubler a remarqué que dans un grand nombre de maladies aiguës qui ont duré un certain temps et se sont accompagnées d'une grande déperdition de forces, les urines présentent, au moment de la convalescence, des caractères tout particuliers dont le plus important est leur alcalescence. Les convalescents de pneumonie et surtout de fièvre typhoïde sont ceux où le phénomène a paru le plus marqué ; pour constater cette alcalescence, il faut choisir le jour où la convalescence s'établit franchement ; la période pendant laquelle elle existe est très-courte : si dans quelques cas on a pu l'observer 5 à 6 jours, d'autrefois, 24 heures suffisent pour la faire disparaître. C'est à la suite des maladies longues qui ont jeté l'organisme dans une grande débilitation, que cette période aura le plus de durée et que l'on verra l'alcalinité persister plusieurs jours, puis diminuer peu à peu et disparaître à mesure que les forces reviendront et que l'alimentation sera plus abondante. Comment doit-on se rendre compte de l'alcalinité des urines chez les convalescents et quelle est la signification de ce phénomène ? Quoiqu'on ne soit pas d'accord sur la nature du principe qui communique à l'urine son acidité, on sait, du moins,

que ce caractère est produit par les résidus de la désassimilation. Dès lors, on comprend que des sujets, qui
viennent pendant une maladie plus ou moins longue, de
se nourrir aux dépens de leur propre substance, lorsque
la fièvre tombe, l'organisme ayant beaucoup à réparer,
le travail d'assimilation l'emporte de beaucoup sur le
mouvement inverse ; l'élimination des matériaux azotés
est diminuée ou même suspendue et les urines, dès lors,
prennent une composition fort analogue à celle du sérum
du sang. »

Il y a peu de chose à ajouter à ce tableau ; je dirai
seulement que l'alcalescence apparaît aussi, mais rarement, à la fin de la période d'état ou au début de la
défervescence : dans ces cas, elle a une valeur clinique
qui vient s'ajouter à celle des autres caractères qui se
développent à ce moment (polyurie, abaissement de la
densité, exagération des matières solides, odeurs herbacées ou fétides, etc).

La *nature et la cause de cette alcalescence* doit être maintenant discutée, et ceci nous conduit à aborder l'étude
de la *fermentation ammoniacale de l'urine*. Graves (1),
Bouillaud, puis Schönlein et Simon (2) ont observé déjà
l'état ammoniacal de l'urine dans la fièvre typhoïde : pour
les deux derniers auteurs, cet état survient à la fin du
deuxième septénaire ; sa signification est assez fâcheuse,
car il coïncide avec l'apparition de symptômes graves,
tels que le coma, et cela, surtout quand l'urine était
précédemment acide et colorée. Andral puis Becque-

____

(1) **Graves**. *Dublin Journal of med. Scienee*, VI, p. 59.
(2) Simon's. *Handbuch B. Beitrage*. Bd. 1, p. 107.

rel (1) se sont, avec raison, inscrits en faux contre cette opinion. Pourtant l'on n'a qu'à sentir les urines émises dans les vingt-quatre heures par un convalescent de fiè-vre typhoïde pour les trouver, dans la plupart des cas, fortement ammoniacales. Quelle est la cause de ces divergences ?

On doit, d'abord, distinguer *deux sortes d'alcalescences :* celle qui est produite par les alcalis fixes (carbonates, phosphates, combinés à la chaux, à la magnésie, etc.), et celle qui provient de la fermentation ammoniacale de l'urée (2) ; or, l'*alcalescence par les alcalis fixes* est la seule forme que l'on rencontre dans la fièvre typhoïde si l'on examine l'urine au moment même de son émission et chez un malade qui n'a jamais été sondé ; c'est l'alcali-nité décrite par M. Gubler. La deuxième forme ne se trouve que dans les urines qui ont séjourné quelque temps à l'air libre. Mais, chose assez remarquable, cette deu-xième variété n'existe qu'aux périodes de défervescence et de convalescence, périodes où l'urine fermente avec une si grande rapidité, qu'après quatre à cinq heures d'exposition à l'air, la réaction devient alcaline. Au con-traire, à la période d'état et dans les formes mortelles, l'urine fermente très-difficilement et conserve son aci-dité pendant plus de vingt-quatre heures ; aussi n'ai-je

---

(1) Becquerel, sur 38 cas, et Andral sur 151, n'ont trouvé l'urine al-caline que dans les conditions suivantes : 1º Pus mêlé à l'urine ; 2º l'urine avait séjourné longtemps dans la vessie ; elle s'était écoulée spontanément ou bien on l'avait extraite par le cathétérisme ; 3º elle n'avait été examinée que plusieurs heures après avoir été rendue ; 4º on avait donné au malade une grande quantité de boissons alca-lines.

(2) Consulter sur ce sujet : Gosselin et Albert Robin. L'urine ammo-niacale et la fièvre urineuse. *Arch. gén. de méd.* 1874.

pas observé un seul cas d'état ammoniacal dans ces conditions, si ce n'est lorsque le liquide avait été recueilli
dans un vase malpropre, contenant déjà de l'urine dé-
composée ou du ferment de Pasteur. Donc, cet état
ammoniacal, presque secondaire, possède aussi une certaine valeur, qui est bien différente de celle que lui assi-
gnaient Schönlein et Simon, puisque dans nos observations, il a toujours coïncidé avec une amélioration de
symptômes et une heureuse issue de la maladie. Il est
encore à remarquer qu'il se développe dans les urines
rendues alcalines par les alcalis fixes beaucoup plus facilement que dans les autres. Enfin, on ne trouve ici ni
l'une ni l'autre de ces deux formes, quand la défervescence et la convalescence ne s'accompagnent pas d'une
augmentation de la quantité d'urine; dans ces cas, en
effet, l'acide urique existe toujours en quantité au moins
normale. La signification des deux alcalescences est donc
connexe, puisque toutes deux s'enchaînent; elles constituent des signes favorables, surtout dans les fièvres
graves et à longue durée : leur disparition coïncide avec
le retour à la santé ou avec la reprise de l'alimentation.

La première est due à une évolution plus parfaite des
déchets organiques qui ne fournissent plus qu'un minimum d'acide urique, à l'augmentation de la quantité, à
la réapparition, en proportion normale, de la chaux et de
la magnésie; enfin, à la présence des carbonates alcalins. Cette alcalinité fixe crée un milieu où le micrococcus ureæ se développe avec plus de facilité que dans
un liquide acide; la diminution de l'acide urique, la
grande dilution de l'urée, aident encore à la génération

du ferment qui dédouble l'urée en carbonate d'ammoniaque et en eau (1).

On doit rapprocher de la décomposition ammoniacale les *fermentations* qui donnent naissance aux odeurs *fétides et sulfureuses*. Les urines restent alors acides pendant un certain temps, mais plus tard l'urée se dédouble, et l'odeur d'ammoniaque vient compliquer et masquer les odorances primitives.

Ces fermentations portent, l'une et l'autre, sur les matières extractives et l'albumine, dont le soufre passe à l'état d'hydrogène sulfuré. Elles sont aidées par la présence du pus et du mucus dont les néocytes jouent le rôle de ferment et les matières albuminoïdes le rôle de matières fermentescibles, comme l'a démontré M. Gubler (2).

Pour terminer ce chapitre de la réaction, je noterai encore que les RECHUTES BÉNIGNES qui surviennent au moment de la pleine convalescence, modifient peu cette tendance à la fermentation rapide. Si la réversion est SÉRIEUSE, l'urine reprend presque de suite son acidité primitive.

Les malades soumis au traitement par l'acide salicylique, émettent une urine qui rougit fortement le papier de tournesol ; l'acidité persiste plusieurs jours encore après la suppression du médicament, même à la phase de convalescence. Ceci est en rapport avec l'élimination du médicament dont j'ai pu retrouver les traces dans l'urine

(1) Dès 1848, Heller avait constaté déjà que les tcru'es et le penicillum glaucum se développent avec une rapidité remarquable, dans les urines de la fièvre typhoïde.

(2) M. Gubler. Du rôle des néocytes dans la fermentation ammoniacale. *Comptes rendus de l'Académie des sciences*, 1875.

sept jours après sa suppression. Pourtant, à l'état ordinaire, deux à quatre jours suffisent à cette élimination.

4° DES SÉDIMENTS.

Les principes que j'ai rencontrés, soit associés, soit isolés, dans les dépôts urinaires de la fièvre typhoïde, sont les suivants, classés par ordre de fréquence dans chaque groupe :

1er *groupe*. PRINCIPES CRISTALLINS, MINÉRAUX ET ORGANIQUES. — Phosphate ammoniaco-magnésien, urate d'ammoniaque, urate de soude, acide urique, indigose, pigment, masses cristalloïdes grenat paraissant dérivées de l'hémoglobine, oxalate de chaux.

2e *groupe*. ÉLÉMENTS ANATOMIQUES ET CORPS ORGANISÉS. — Globules blancs, cylindres rénaux, globules rouges.

3e *groupe*. CORPS ORGANIQUES AMORPHES. — Graisse, mucus.

4e *groupe*. FERMENTS. — *Micrococcus ureæ* (1), *Penicillum glaucum*, une grande variété de *vibrions*, parmi lesquels il faut citer V. Lineola, V. Tremulens, V. Bacillus, etc.

Je vais étudier d'abord les sédiments en général, et considérés uniquement comme un des caractères physiques de l'urine, dans leur mode d'association, l'époque

---

(1) Ce nom a été donné au ferment ammoniacal de l'urine par Cohn (*Beitrage zur Biologie der Pflanzen*, II, p. 158, 1872). M. Pasteur et Van Tieghem qui l'ont découvert, l'appellent petite torulacée de l'urée.

de leur apparition, et leurs rapports avec les diverses périodes et formes de la maladie.

D'une manière générale, les dépôts urinaires sont assez fréquents dans la fièvre typhoïde, puisque 608 urines provenant de 40 observations ont donné 142 sédiments, soit 23,3 p. 100 (1). Ces chiffres bruts n'ont qu'une valeur purement arithmétique, puisque sédiments et urines sont envisagés en bloc ; néanmoins ils forment une moyenne qui peut servir de terme do comparaison avec les chiffres d'autres maladies.

Étudiés par rapport aux formes et à la gravité de la maladie, les sédiments se décomposent ainsi :

1° Formes mortelles : 108 urines, 43 sédiments, = 39,8 p. 100 ;

2° Formes graves : 153 urines. 40 sédiments, = 26,1 p. 100 ;

3° Formes moyennes et bénignes : 347 urines, 59 sédiments, = 17 p. 100.

Ce résultat est assez remarquable. Il montre : 1° que les urines sont plus fréquemment sédimenteuses dans les CAS MORTELS que dans ceux qui ont guéri ; 2° que si l'on prend en bloc les urines des formes graves et moyennes, depuis l'entrée du malade à l'hôpital jusqu'à sa sortie, les sédiments ont été plus abondants dans les premières que dans les secondes.

Le dénombrement par périodes n'est pas moins intéressant, car il va préciser encore la deuxième proposition.

(1) Je ne prends dans mes observations que celles où l'urine a été examinée tous les jours au microscope, afin d'avoir sur les proportions de chacun des éléments constituants, des chiffres qui soient en rapport avec le nombre des sédiments et des urines.

Albert Robin.

A. Formes graves, 1re et 2e périodes : 74 urines, 9 sédiments, = 121 p. 100.

3e période : 30 urines, 9 sédiments, = 30 p. 100.

4e période : 49 urines, 22 sédiments, = 46,9 p. 100.

Dans les FORMES GRAVES ET DE LONGUE DURÉE, le nombre
des sédiments augmente graduellement à mesure que la
maladie évolue vers une terminaison heureuse, au point
qu'à la convalescence, ce nombre est quatre fois plus
élevé qu'à la période d'état. Les formes BÉNIGNES ET
MOYENNES sont bien différentes :

B. Formes moyennes et bénignes : 1re et 2e périodes :
129 urines, 21 sédiments, = 16,2 p. 100,

3e période : 99 urines, 22 sédiments, = 22,2 p. 100.

4e période : 119 urines, 16 sédiments, = 13,4 p. 100.

D'abord, au lieu de s'accroître avec les périodes, le
nombre des sédiments suit une marche précisément inverse, après avoir présenté une légère augmentation
pendant les oscillations descendantes : puis ceux-ci sont
plus abondants aux périodes d'état et d'augment qu'aux
phases correspondantes dans les formes graves. Ces faits,
ajoutés à ceux qui ont été relevés dans le chapitre des
matériaux solides, nous seront plus tard d'un grand se-
cours quand nous aborderons la physiologie pathologique
de la maladie.

J'en viens au détail des principes constituant les
dépôts.

A. *Phosphate ammoniaco-magnésien.*

Ces sédiments sont rares dans les CAS MORTELS, à moins
qu'ils ne proviennent d'une fermentation accidentelle de
l'urine recueillie dans un vase malpropre; ils appartien-

nent surtout aux FORMES NON MORTELLES et aux périodes de **défervescence** et de **convalescence** (1).

Leur abondance pendant ces périodes de la forme grave, est un fait fort curieux qui doit être rapproché de ce qui a été dit à propos des sédiments en général.

Dans la plupart des cas, leur présence est liée à la décomposition de l'urée (2), et leur *signification* se confond en partie avec celle que nous avons attribuée plus haut à l'état ammoniacal; mais ceux qui se montrent en dehors de cette fermentation ammoniacale, aux **périodes d'état et d'augment**, et très-rarement dans les CAS MORTELS, reconnaissent une toute autre *origine*, puisqu'ils coïncident avec une alcalinité fixe de l'urine, et qu'on les trouve parfois à l'émission du liquide, alors

(1) DU PHOSPHATE AMMONIACO-MAGNÉSIEN DANS LES SÉDIMENTS.

	Sédiments.		Urines.	
1° Formes mortelles. Ph. amm. mag.	11.5 sur 100	et	4,5 sur 100	
— graves	— 37,5	—	9,8	—
— moyennes	— 38,8	—	5.7	—

Envisagé par périodes (sur 100 sédiments et sur 100 urines de cette même période) :

FORMES GRAVES

	Sédiments.		Urines.	
1re et 2° période, Ph. amm. mag.	11,1 sur 100	et	1,3 sur 100	
3° —	— 44,4	—	13,3	—
4° —	— 47,8	—	22.4	—

FORMES MOYENNES.

	Sédiments.		Urines.	
1re et 2° —	— 9,5	—	1,5	—
3° —	— 45,4	—	10,1	—
4° —	— 43,7	—	5,7	—

(2) L'urine se décompose par la fermentation en carbonate d'ammoniaque et en eau; le phosphate de magnésie normalement contenu dans l'urine s'empare de l'ammoniaque au fur et à mesure qu'il s'en forme, d'où résulte du phosphate ammoniaco-magnésien $(AzH^3HO) 2 MgO Pho^5 + 12 HO$.

anb celui-ci ne renferme aucun *micrococcus ureæ*. Or, on sait depuis longtemps (1) qu'il existe à l'état normal une faible proportion d'ammoniaque dans l'urine, et Warnecke a trouvé que cette quantité était assez notable dans la fièvre typhoïde. Ne serait-il pas possible d'admettre alors que dans les procédés pathologiques accompagnés de la formation de matières septiques, il se produit dans la trame organique aux dépens de ses principes azotés et concurremment avec les extractifs, une petite quantité d'ammoniaque qui s'élimine directement avec le phosphate de magnésie, quand tout l'acide urique en est saturé? L'urate d'ammoniaque se rencontre plus fréquemment, puisqu'il peut se déposer dans les urines acides, tandis que le phosphate ammoniaco-magnésien, exigeant pour se précipiter l'alcalinité du liquide, apparaît plus rarement dans les sédiments. Cette *distinction entre les deux origines* de ce dépôt devait être faite, car la dernière n'a pas la signification favorable de la première. Elle est un peu plus fréquente, en effet, aux premières périodes des formes graves que des formes moyennes : quand elle se montre dans celles-ci, c'est au moment des symptômes typhoïdes des premiers

(1) Neubauer (*Journ. f. Prakt. Chemie*, t. LXIV, pr 177) a trouvé dans l'urine des 24 heures 0 gr. 7243 d'Az H^3, correspondant à 2 gr. 2783 de chlorhydrate d'ammoniaque. M. Boussingault, avant Neubauer, avait constaté déjà l'existence de cet alcali. Depuis, les travaux de W. Heintz et Bamberger (*Wurzburger medic. Wochenschrift*, t. II, Heft 2 et 3), ceux de L. Thiry (*Zeitschrift fur ration. Med.*, 1863, p. 166 ; de R. Kappe (*Petersb. med. Zeitung*, 1868), et enfin les recherches plus récentes de Tidy et Woordmann (*Journal de médecine de Belgique*, t. LV, p. 150, 1872), ont confirmé les résultats précédents.

Les derniers auteurs cités ont trouvé, comme moyenne de 200 observations, 0 gr. 10 d'ammoniaque dans les 24 heures.

jours, et c'est enfin la seule origine que l'on trouve pour les cas mortels.

Le phosphate ammoniaco-magnésien constitue à lui seul tout le sédiment dans près de la moitié des cas ; il est associé aux globules blancs seuls, ou à l'urate d'ammoniaque et aux globules blancs, plus rarement aux globules blancs et rouges.

Dans les cas mortels où nous l'avons vu, il y avait aussi des cylindres, des globules blancs, des masses pigmentaires, de la graisse, de l'indigose et des masses grenat provenant de l'hémoglobine.

Les dépôts de phosphate ammoniaco-magnésien ont un *aspect* floconneux, blanchâtre, souvent puriforme ; ils laissent une couche assez adhérente sur les parois du verre. Je renvoie aux traités spéciaux pour la détermination de leurs caractères chimiques et microscopiques.

B. — *Urate d'ammoniaque.*

Ce sédiment rare dans les CAS MORTELS tient, au point de vue de la fréquence, le troisième rang dans les FORMES NON MORTELLES, avec une prédominance marquée dans les CAS GRAVES.

Selon les **périodes**, dans les formes moyennes, il se maintient au même chiffre pendant l'état et la défervescence, pour baisser notablement à la convalescence. Dans les formes graves, sa fréquence générale est plus grande et l'abaissement de la convalescence beaucoup moins prononcé (1)

(1) Sédiments d'urate d'ammoniaque par rapport aux sédiments et aux urines de chaque forme.

La *genèse* de ce sel paraît devoir être rattachée à ce que j'ai dit plus haut à propos du phosphate ammoniaco-magnésien.

C'est lui qui forme les *dépôts couleur de miel* si caractéristiques dans les premiers jours de la fièvre typhoïde : il coexiste alors avec la graisse, les urates de soude pulvérulents, l'indigose, etc. Il diminue dans la période d'état pour reparaître à la défervescence et à la convalescence, mais associé cette fois aux globules blancs, au phosphate ammoniaco-magnésien, etc.; parfois au début de ces deux périodes il a une véritable *valeur critique*.

Quand il est seul, il se présente sous l'*aspect* de granules cristalloïdes lourds, de couleur rouge brunâtre.

C. — *Urates de soude.*

Un peu plus fréquents que les précédents dans les CAS MORTELS, ces dépôts viennent immédiatement après l'urate d'ammoniaque, c'est-à-dire au quatrième rang dans les FORMES GRAVES ET MOYENNES.

Étudiés suivants les **périodes**, ils offrent dans les cas

	Sédiments.	Urines.
A. Formes mortelles :	7 sur 100	et 2,7 sur 100
B. — graves :	25 —	6,5 —
C. — moyennes et bénignes :	23,7 —	4,0 —

Selon la période et en rapport avec les sédiments et les urines de chaque période.

	Période.	Sédiments.	Urines.
D. Forme grave ;	1re et 2e	33,3 sur 100	4 sur 100
—	3e	33,3 —	10 —
—	4e	21,7 —	10,2 —
F. Forme moyenne :	1re et 2e	28,5 —	4,6 —
—	3e	27,2 —	6,0 —
—	4e	25,0 —	3,3 —

graves, une prédominance fort nette pendant la défervescence; si la fièvre est, au contraire, de moyenne intensité, les maxima répondent à la période d'état et la décroissance est ensuite graduelle (1).

Rien de remarquable à noter sur leur genèse, si ce n'est leur abondance dans les cas où il existe de l'insuffisance respiratoire.

Leur *signification critique* dans les FORMES GRAVES, est parfois évidente, soit qu'ils précèdent, qu'ils accompagnent ou suivent de 24 à 48 heures le début de la défervescence ou de la convalescence.

Le cas le plus remarquable que j'aie observé à ce sujet, est celui d'un malade qui rendit pendant vingt-deux jours des urines non sédimenteuses et qui, le vingt-troisième jour, émit une urine chargée d'un abondant dépot d'urates de soude à l'état pulvérulent : les températures étaient de 39,1—40 ; le surlendemain, la température tombait à 37,9 — 38,5 ; la défervescence avait donc commencé vingt-quatre heures après l'apparition du premier dépôt critique. D'ailleurs l'augmentation numé-

(1) Sédiments d'urates de soude par rapport aux sédiments et aux urines de chaque groupe.

		Sédiments.	Urines.
Cas mortels. Urate de soude :		9,3 sur 100 et	3,7 sur 100
Cas graves,	—	20,0 — et	5,2 —
Cas moyens,	—	18,6 — et	3,1 —

Par période en rapport avec les sédiments et les urines de la période.

	Période.	Sédiments.	Urines.
1º Formes graves :	1re et 2e	22,2 sur 100 et	12,7 sur 100
—	3e	33,3 — et	10,7 —
—	4e	13,7 — et	6,1 —
2º Formes moyennes :	1re et 2e	28,5 — et	4,6 —
—	3e	13,6 — et	3,0 —
—	4e	18,7 — et	2,5 —

rique de ces sédiments dans la période de défervescence des formes graves est une preuve de plus à l'appui
de cette valeur critique.

L'urate de soude est fréquent dans les FORMES THORACI-
QUES; on le trouve à toutes les périodes dans les cas qui
n'ont pas la polyurie de la convalescence : il alterne souvent avec l'urate d'ammoniaque et l'acide urique.

L'urate de soude s'*associe* à l'urate d'ammoniaque, à
l'acide urique et rarement à la graisse et à l'indigose.
Ces dépôts ont un *aspect* pulvérulent, ils sont assez lourds
et s'attachent au verre. Leur couleur est jaune sale,
parfois très légèrement rosée : le *dépôt rosacique* vrai est
une rareté dans la fièvre typhoïde (1).

D. — *Acide urique.*

Il est très rare dans les CAS MORTELS et dans les CAS
GRAVES; il occupe le cinquième rang dans les FORMES
MOYENNES. Suivant les **périodes** je ne trouve à signaler
que sa fréquence plus grande à la phase d'augment des
formes moyennes (2), une très-minime élévation à la

---

(1) Sédiments rosaciques (voyez aussi Uroérythine, p. 143).

	Sédiments.	Urines.
Formes mortelles :	6,0 s/100	et 2, 3s/100
— graves :	n'a pas été observé.	
— moyennes :	8,4 s/100	et 1,4 s/100

Ces sédiments varient une teinte rose pâle ; aucun n'a atteint les tons
rose vif ou minimum.

(2) Sédiments d'acide urique :

	Sédiments.	Urines.
Cas mortels ;	4,6 sur 100	1,8 sur 100
Cas graves :	5,0 —	13,0 —
Cas moyens :	13,5 —	2,3 —

défervescence de cas graves (1) et de son apparition pendant la convalescence.

Il se dépose dans les urines très-acides et peu riches en alcalis ou en terres.

Ordinairement il est isolé et peu abondant : quand il s'*associe*, c'est avec les urates d'ammoniaque et de soude, avec lesquels il alterne souvent. Son *aspect* est semblable à celui de l'urate d'ammoniaque : ce dernier pourtant se collecte en granules plus gros et plus jaunes que l'acide urique, lequel garde toujours une apparence rougeâtre.

E. —*Indigose.*

Très-fréquente dans les CAS MORTELS, où elle vient en sixième ligne; plus rare dans les CAS GRAVES ET MOYENS, où elle se montre surtout dans la **Période d'état.**

Elle ne forme jamais de sédiments particuliers; on la reconnaît seulement au microscope, au milieu des autres principes constituants des sédiments et sous la forme de masses translucides ou opaques d'un bleu pur ou

Suivant les périodes.

	Période.	Sédiments.	Urines.
Cas graves :	1re et 2^e	11,1 sur 100	1,3 sur 100
—	3^e	11,1 —	3,3 —
—	4^e	4,3 —	2,0 —
Cas moyens :	1re et 2^e	28,5 —	4,6 —
—	3°	n'a pas été observé.	
—	4°	12,5 sur 100	1,6 sur 100

(1) Dans un cas grave, adynamique, il y eut un dépôt d'acide urique le jour même du début de la défervescence ; ce dépôt coïncida, chose assez rare, avec la polyurie et l'augmentation des matériaux solides.

tirant sur le noir. Elle *provient* d'un dédoublement de l'indican dans l'intérieur même des voies urinaires (1). Sa *signification* se rapproche de celle que j'ai assignée aux sédiments de phosphate ammoniaco-magnésien dès les premières périodes de la fièvre typhoïde. Ces masses bleues indiquent, en outre, que l'urine renferme une proportion considérable d'indican.

F.—*Oxalate de chaux.*

Sur les 608 urines que j'ai examinées au microscope, je n'ai trouvé que trois fois des traces d'oxalate de chaux dans les sédiments : dans un cas, c'était à la période d'état d'une fièvre à prédominance thoracique et de moyenne intensité; dans les deux autres, c'était durant la pleine convalescence d'une fièvre analogue mais compliquée de péricardite. Le sel était toujours en qualité fort minime, associé à l'acide urique ou à l'urate d'ammoniaque; l'oxalate de chaux, en raison de son extrême rareté, ne doit donc figurer que pour mémoire dans l'énumération des sédiments de la fièvre typhoïde.

G.—*Globules blancs, mucus et pus.*

On peut poser en règle que dans l'immense majorité des urines de la fièvre typhoïde, on trouve à toutes les périodes une certaine quantité de globules blancs et une augmentation plus ou moins prononcée du mucus. Globules blancs et mucus sont, ou isolés, ou associés

(1) Voyez chapitre III, p. 32 et suivantes.

aux autres constituants des sédiments; mais il y a des circonstances où les globules blancs sont assez nombreux pour se collecter, ou bien en petits flocons qui se précipitent lentement au fond du vase, ou bien en véritables amas de pus. Parfois même, le pus forme des sédiments considérables, analogues à ceux que l'on rencontre dans les néphrites catarrhales.

Mode et époque d'apparition. — Le pus, qu'il soit en flocons légers ou en amas plus importants, existe dans la plupart des sédiments des FORMES MORTELLES et des CAS GRAVES; dans les FORMES MOYENNES ET BÉNIGNES, le pus véritable est beaucoup plus rare; on ne trouve que dans un tiers des sédiments, les agrégats floconneux dont il a été question (1).

Suivant les **Périodes**, le pus apparaît surtout durant la convalescence des formes graves; durant les autres phases, on a plutôt affaire à des flocons plus ou moins abondants, selon la gravité de la forme.

Dans les cas de mort, son abondance a été souvent

(1) Globules blancs et pus (flocons et amas).

	Sédiments.	Urines.
Cas mortels :	71,6 sur 100 et	28,7 sur 100
Cas graves :	62,5 —	16,3 —
Cas moyens :	30,5 —	5,1 —

Suivant les périodes :

	Période.	Sédiments.	Urines.
1° Forme grave :	1re et 2e	66,6 sur 100	8,1 sur 100
	3e	11,1 —	3,3 —
—	4e	82,6 —	38,7 —
2° Forme moyenne :	1re et 2e	23,8 —	3,8 —
—	3e	27,2 —	6.0 —
—	4e	12,5 —	1,6 —

extrême dès le début de la maladie (1); ce pus a coïncidé avec l'existence des cylindres et du sang dans plus d'un tiers des urines.

Enfin, dans les cas graves et moyens, l'apparition d'un véritable dépôt purulent à la période de convalescence est ordinairement en relation avec une légère élévation de la température (2). Bien des retours fébriles passagers dont on cherche la raison, et que l'on attribue toujours à la question d'alimentation, reconnaissent aussi pour cause, dans un certain nombre de cas, un *catarrhe des voies urinaires* ou peut-être une *pyélo-néphrite catarrhale* avec formation abondante de pus; j'étudierai plus tard les causes et la marche de cette inflammation, qui ne m'a paru posséder aucun caractère fâcheux et qui semble liée aux éliminations plus actives de la convalescence; on doit bien distinguer cette néphrite consécutive, de la congestion rénale avec catarrhe léger des tubules, qui apparaît au début de la maladie, surtout dans les formes graves; les petits amas de globules blancs de la première période sont en rapport avec cette deuxième variété.

Les globules blancs peuvent être mélangés dans les sédiments à tous les éléments possibles; mais habituellement

(1) Dans un cas où la maladie a été suivie dès le lendemain du début, le dépôt purulent occupait en hauteur 1/10 de la quantité d'urine.

(2) Ces élévations thermiques dues à une néphrite catarrhale d'origine éliminatrice, reconnaissent plusieurs formes. Elles sont passagères et s'accusent par une augmentation de 0,5 à 1,2 sur des températures qui se maintenaient depuis quelque temps au-dessous de 37,8-38; le retour à l'état antérieur, s'effectue après 1 à 3 jours; ou bien, il y a des différences considérables entre les températures du matin et celles du soir, et cela durant 3 à 4 jours; enfin, dans une dernière variété, on constate une grande ascension subite, mais unique, et après laquelle la température reste pendant deux à trois jours plus élevée qu'auparavant.

ils sont accompagnés de phosphate ammoniaco-magné-sien.

Ces sédiments sont blanchâtres, épais, grumeleux ; dans les urines ammoniacales, ils se rassemblent en une masse visqueuse, tremblotante, résultat de l'action de l'ammoniaque sur les globules blancs (1).

H. — *Sang.*

L'urine de la fièvre typhoïde renferme souvent du sang qui se présente sous divers aspects : ordinairement ce sont des *globules rouges* plus ou moins altérés, qui se mélangent aux autres constituants des sédiments, et donnent à ceux-ci une teinte rougeâtre. L'*hémoglobine dissoute* peut aussi exister indépendamment de la pré-sence des globules rouges ; enfin, le *pigment noir* et les *masses grenat cristalloïdes*, quoique plus rares, s'y trou-vent aussi, avec ou sans leurs générateurs globulai-res (2). Ogle et quelqnes autres observateurs, avaient

(1) Les urines qui renferment des dépôts purulents fermentent avec une grande rapidité et prennent l'odeur putride ou sulfureuse. Quand ces urines contiennent encore de l'indican, celui-ci fermente avec l'albumine et l'urine ; le dépôt prend alors une teinte bleue due à l'in-digose qui provient du dédoublement de l'Indican.

(2, Sédiments renfermant des globules rouges.

	Sédiments.	Urines.
1º Cas mortels :	54 sur 100 et	22 sur 100
2º Cas graves :	10,5 —	4 —
3º Cas moyens :	5,0 —	0,8 —

Suivant les périodes.

	Période.	Sédiments.	Urines.
Cas graves :	1ʳᵉ et 2ᵉ	33 sur 100 et	4 sur 100
—	3º	11 —	3,3 —
—	4ᵉ	8 —	3 —

constaté l'existence du sang dans l'urine au cours de quelques cas isolés; mais le fait n'avait jamais été généralisé.

Très-fréquents dans les FORMES MORTELLES, les éléments sanguins diminuent dans les CAS GRAVES, pour devenir rares dans les VARIÉTÉS MOYENNES ET BÉNIGNES.

C'est aux **périodes** d'état et d'augment qu'ils ont leur maximum; ils diminuent ensuite graduellement avec les progrès de la défervescence et de la convalescence.

Ce sang *provient* de la congestion rénale assez intense, qui se produit au début de la plupart des fièvres typhoïdes; il s'accompagne, dans les sédiments, de globules blancs en petits amas floconneux, qui reconnaissent la même origine.

Le sang n'est pas rare dans les urines purulentes de la convalescence; on l'y observe principalement au moment de la petite ascension thermique qui marque le début de la néphrite catarrhale.

Dans les formes mortelles, on doit distinguer deux cas : 1° à l'autopsie, les reins sont trouvés gros, congestionnés et stéatosés; alors, l'urine a présenté tous les caractères de l'urine brightique, et par conséquent du sang en abondance. 2° Si les reins ne sont pas augmen-

Cas moyens :	1re et 2^e	4,7	—	1	—
—	3^e	4	—	0,7	—
—	4^e	0	—	0	—

Le pigment et les masses de couleur grenat se trouvent dans 14 0/0 des sédiments et 5,5 0/0 des urines (cas mortels) et en beaucoup moins grande quantité dans les cas graves et moyens.

Parfois il y a de l'hémoglobine dissoute sans que le microscope révèle des globules sanguins; si l'on ajoute ces cas avec ceux qui précèdent, on voit que dans les cas mortels, 40 0/0 des urines contiennent du sang sous l'une quelconque de ses formes.

tés ni congestionnés, si leur substance est plutôt pâle, et si le microscope n'y montre qu'une stéatose assez faible, alors l'urine ne contient pas de sang en nature, mais on y décèle la plupart du temps, de rares globules rouges, de l'hémoglobine, du pigment, ou des masses grenat.

Dans cette dernière condition, il m'a semblé que l'hémoglobine se montrait plus souvent et plus abondamment chez les malades qui n'avaient pas eu d'hémorrhagies nasale, intestinale ou autre. Quoique j'aie constaté ce fait chez des malades qui ont guéri, il ne possède toutefois qu'une valeur hypothétique et demande confirmation.

I. — *Cylindres*

Les cylindres s'observent surtout dans les CAS MORTELS où on les trouve dans 30 p. 100 des sédiments, et dans 12 p. 100 des urines. Ils sont presque caractéristiques de la FORME RÉNALE, s'ils sont accompagnés de pus, de sang et d'une forte proportion d'albumine, et s'ils sont en assez grande quantité pour prendre une part notable à la constitution des sédiments.

Ces cylindres sont ordinairement granulo-graisseux à un très-haut degré ; ils contiennent des globules sanguins ou des masses pigmentaires.

Ces éléments sont assez rares dans les autres formes ; leurs altérations sont moins profondes, et leur quantité beaucoup plus faible (1).

(1) Dans tous les cas qui ont guéri, on ne trouve de cylindres que dans 10 0/0 des sédiments et dans 1,7 0/0 des urines.

K. — *Graisse.*

La graisse est un des sédiments les plus importants de la fièvre typhoïde, en raison de sa fréquence et parfois aussi de son abondance (1).

Ainsi, on la trouve dans plus de la moitié des sédiments des FORMES MORTELLES; elle est moins habituelle dans les FORMES GRAVES et presque rare dans les CAS MOYENS ET BÉNINS. Suivant les **périodes**, elle paraît plus abondante aux phases de déclin, mais j'ai trop peu de dosages réguliers pour émettre une affirmation. Néanmoins, dans deux cas forts nets, les *maxima* ont répondu à ces périodes.

La graisse ne paraît pas toujours reconnaître la même *origine*. Aux premières phases de la maladie, il me semble qu'elle est en relation avec le processus des-

(1) Dans l'athrepsie des nouveau-nés, les cylindres et les épithéliums graisseux que toutes les urines contiennent, laissent transsuder par le repos quelques globules huileux, qui pourraient faire croire à une *pimélurie* véritable. Il n'est pas, en effet, dans l'urine de l'athrepsie, de dépôt un peu ancien qui ne contienne de la graisse; mais le caractère de la pimélurie vraie est d'être primitive et d'exister au moment même de l'émission; la graisse n'est jamais assez abondante pour former des yeux à la surface du liquide. Le mucus, au moment où il se coagule pour former l'énéorème, l'entraîne en partie avec les autres éléments en suspension, c'est donc dans les dépôts qu'on devra la rechercher.

L'urine fraîche, filtrée, contient toujours une petite quantité de graisse libre, même quand on n'en trouve pas dans le sédiment.

Pour la déceler, il faut évaporer l'urine à siccité, mettre le résidu en digestion avec de l'éther qui dissout les corps gras et dans lequel on devra les rechercher par les procédés classiques.

Outre cette graisse libre ou simplement émulsionnée, l'urine renferme toujours de la *graisse combinée* en assez grande quantité; il suffit d'acidifier ce liquide, après en avoir séparé les corps gras libres, de le traiter ensuite par l'éther, puis d'évaporer ce dernier. Le résidu de l'évaporation tache .e papier, et parait, au microscope, presqu'entièrement formé de larges gouttes d'huile (J. Parrot et Albert Robin, Des urines des nouveau-nés dans l'athrepsie. *Arch. de méd.*, 1876).

tructif exagéré et l'insuffisance des oxydations. Elle n'affecte alors aucun rapport avec la plus ou moins grande quantité de globules blancs et d'éléments organiques que renferme l'urine ; plus tard, elle marcherait de pair avec la stéatose rénale ; aux phases de déclin, elle est en relation avec la présence du pus dans les urines et provient évidemment de ce que les globules blancs et les éléments organiques chargés de graisse ont laissé transsuder une portion de celle-ci.

En résumé, une grande quantité de graisse dans le cours de la première période a une *signification* assez grave (1).

5° DE L'URÉE.

A. *Résumé historique.* — Becquerel croyait à la diminution de l'urée rendue en vingt-quatre heures dans la dothiénentérie ; mais d'après lui, cette diminution aurait été moindre que celle de l'eau ; cet avis est partagé par les auteurs qui ont constaté un abaissement de la densité de l'urine. Il a été soutenu récemment encore par Anstie, qui a trouvé que, dans plusieurs cas de fièvre typhoïde intense, le chiffre de l'urée se maintenait tou-

---

(1) Les anciens connaissaient l'existence de la graisse dans l'urine de quelques affections graves ; ils lui attribuaient aussi une signification fàcheuse. Voyez à ce sujet :

HIPPOCRATE. Opera. Urinarum oleosarum pernicies. *De Mor. Vulg,* Lib. I, obs. 11, 13.

AETIUS. *Tetrabibli*, Cap. XXXVIII. Differentiæ urinarum oleosarum et quid significat.

FERNEL, ZACUTUS LUSITANUS BAILLOU, avaient déjà confirmé ces observations.

Albert Robin.   7

jours au-dessous de la normale (1). En regard de cette opinion, on doit placer celle des médecins qui admetten une augmentation de l'urée.

Pour Sigmund, cette augmentation a lieu dès le début; Vogel pense que le taux de l'urée s'élève au début et durant la période fébrile, que cette élévation est en relation directe avec une dénutrition musculaire exagérée; enfin, que l'urée s'abaisse pendant la convalescence pour revenir à son chiffre normal au moment de la « restitutio ad integrum. »

Plus tard Brattler, puis Moos, cherchèrent à établir des rapports entre l'excrétion de l'urée et l'élévation de la température. Ce dernier auteur partant de ce principe, que la température, envisagée par septénaire, diminue de la première à la cinquième semaine, a trouvé que l'urée subissait une diminution parallèle. Voici ses chiffres :

(1) Dans ce travail, ANSTIE, donne les chiffres suivants ; malheureusement le nombre des cas étudiés est trop peu considérable.

1re OBS. Homme de 25 ans. Durée 24 jours.

9e jour. U-ée 14,90. T. 39. 15e jour. Urée 19,25. T. 37,4.

1^{or} jour de l'alimentation. Urée 25 gr. 15.

La quantité d'urée a été inverse de l'élévation de la température entre le 9e et le 15e jour.

2e OBS. Pendant 4 jours, T. au-dessus de 39; l'urée ne dépasse pas 11 gr. 90.

3e OBS. Femme de 17 ans. Cas léger.

8e jour. T. 38,7. Urée 21,70.

2e septénaire. T. reste élevée. Urée 17.20.

L'urée s'élève au-dessus de la moyenne quand la température redevient normale.

ANSTIE, d'ailleurs, ne généralise rien ; cependant il ajoute qu'une faible quantité d'urée répond à une forme bénigne; pour être admise, cette proposition doit être complétée par la suivante, c'est que les cas mortels présentent aussi une diminution évidente de ce principe. Je reviendrai tout à l'heure sur ce point.

1re semaine. — Urée...... 39 grammes.

Ce chiffre élevé de 39 grammes donné par Moos, a pourtant été dépassé par Parkes, qui a trouvé 57 gr., et par Vogel et Murchison qui sont arrivés à 62,5 et 78 grammes,

Chalvet, Hirtz, Charvot, Molé, Fouilhoux, Hœpffner, n'ont pas trouvé ces quantités énormes; ce dernier auteur, dans un excellent travail, conclut qu'à la période fébrile, l'urée subit dans la majorité des cas, une augmentation absolue ou relative, presque toujours des oscillations considérables, quelquefois une diminution; à la défervescence, elle s'abaisse habituellement; à la convalescence, elle est rarement augmentée, et se maintient souvent au chiffre de la dernière partie de la période fébrile : mais par contre, sa diminution peut être considérable. Fouilhoux confirme ces conclusions, qui sont aussi celles de Neubauer et Vogel, quoique ceux-ci prétendent, qu'avant l'arrivée de la fièvre à son *fastigium*, l'urée subit une augmentation qui peut s'élever à 50, 60 et 80 grammes. Charvot croit que l'urée tend plutôt à diminuer aux premières périodes pour augmenter durant la convalescence.

En somme, voilà des opinions assez dissemblables. Dans les premières périodes, pour les uns, l'urée diminuerait; pour les autres, elle augmenterait et dans des proportions souvent considérables; pour d'autres enfin, elle augmenterait à la période d'augment, puis diminuerait à la période d'état. Les mêmes divergences existent à propos de la défervescence. Je ne puis pas contrôler l'exactitude de l'une ou l'autre de ces propositions pour ce qui concerne la période de début de la fièvre typhoïde, car je n'ai pas eu, dans les hôpitaux, l'occasion d'étudier un assez grand nombre de cas aux premiers jours de la maladie ; aussi, les résultats que je vais fournir ne doivent-ils s'appliquer qu'aux phases consécutives :

B. Rien n'est plus variable que l'urée dans la fièvre typhoïde. Des dosages pratiqués journellement dans vingt cas différents m'ont donné des chiffres si écartés, que leur catégorisation exacte est d'une grande difficulté, quand on veut pénétrer dans le détail des faits comme j'ai essayé de le faire plus haut, à propos des matières solides et de l'urine des vingt-quatre heures.

Les chiffres extrêmes, signalés par les auteurs, sont beaucoup trop élevés, au moins quand on observe dans les hôpitaux. Je n'ai trouvé que deux fois les quantités journalières de 42 et 44 grammes; les taux de 32 à 38 grammes doivent être considérés comme rares et les moyennes vraies oscillent entre 8 et 32 grammes.

Les moyennes de 17 cas m'ont donné :

	Formes graves.	Formes moyennes.
Période d'état :	23,7	25,
— de défervescence :	23,2	20,80.
— de convalescence :	22,1	16,35.

L'urée subit donc, à la **période d'état**, une légère diminution sur la quantité qui correspond à l'état de santé (28 gr.), et cette diminution est un peu plus marquée dans les CAS GRAVES que dans les FORMES PLUS SIMPLES. A la **défervescence**, l'urée s'abaisse de près de 1/5 dans les dernières, mais elle descend à peine chez les premières. La différence est encore plus sensible à la convalescence où dans les FORMES SIMPLES l'urée s'abaisse encore de 1/5 , tandis que dans les CAS GRAVES, elle diminue d'une quantité presque insensible.

Ce qui prouve bien que le léger abaissement de la moyenne de l'urée dans les formes sérieuses est bien lié à la gravité de la maladie, c'est que lorsque celle-ci doit se terminer par la MORT, la quantité d'urée tombe en général à des chiffres plus faibles que ceux de la défervescence des formes bénignes : le taux de 10 gr. 67 c. résume les dosages pratiqués dans trois observations, dont les minima ont été de 4 gr. 86, et les maxima de 21 grammes: cette moyenne de 10 gr. 67 répond à la majorité des dosages journaliers. Ceci s'éloigne assez des affirmations de Anstie qui met en relation directe la bénignité de la maladie et la faible quantité de l'urée. La proposition est vraie dans un certain nombre de cas, dans les RECHUTES, par exemple, mais on s'exposerait à de graves méprises en voulant la généraliser ou en essayant d'en faire la base d'un pronostic.

Il n'existe aucun rapport entre la TEMPÉRATURE et la quantité de l'urée. Les cas mortels, qui ont le moins d'urée, sont aussi ceux dont la température monte le plus haut (1); les formes graves produisent aussi plus

---

(1)En voici un exemple assez remarquable. Il s'agit d'un garçon de 18 ans qui mourut le 12e jour d'une fièvre typhoïde adynamique avec complication de péricardite.

	8· Jour.	9· Jour.	10· Jour,	11· Jour.
T. M.	40	40.5	39.4	40
T. S.	40	41.2	40.4	42

de chaleur que les moyennes, quoiqu'elles fassent un peu moins d'urée. Charvot avait voulu s'appuyer sur des faits de même ordre pour avancer que « la théorie qui explique l'excès de la température fébrile par l'exagération des combustions intra-organiques ne semble pas admissible, car elle se fonde sur ce fait que les variations de l'urée suivent celles de la température. » Or, rien n'est moins exact que cette proposition : d'abord l'urée ne représente pas tous les produits d'oxydation, puisqu'il existe dans l'urine des maladies fébriles, des proportions souvent considérables de matières extractives; ensuite il suffit d'avoir pratiqué beaucoup d'analyses d'urine et comparé les résultats avec l'observation clinique du malade, pour savoir que la somme des principes organiques (urée et extractifs) est généralement en relation directe avec l'intensité de la fièvre; enfin, s'il est certain que l'évolution des albuminoïdes en urée donne plus de chaleur que leur oxydation plus imparfaite et leur dédoublement en extractifs, il est certain aussi, comme l'a parfaitement démontré M. Gubler, que, dans la fièvre, où beaucoup d'actions organiques sont diminuées, le travail qui résulte de la combinaison de l'oxygène avec les substances combustibles, évolue tout entier sous forme de chaleur, de sorte que, avec une action chimique quelquefois un peu diminuée, la température s'élève très-haut, aucune partie de ce travail ne servant à charger de force les systèmes nerveux, mus-

Quantité d'urine.	600	1000	1250	1000
Densité.	1030	1021	1029.5	1025
Matières solides.	42.12	49.14	84.82	58.50
Urée.	5.25	8	20.10	11.86

culaire, etc. La fièvre est donc bien en rapport avec la destruction organique ; c'est l'opinion de M. Gubler, c'est aussi celle de M. Hirtz, qui dit : « Il reste démontré que pendant toute la durée de la fièvre, l'urée et ses produits similaires augmentent proportionnellement à l'intensité de la chaleur fébrile. »

D'une manière générale on peut dire que dans la dothiénentérie, la quantité de l'urée est d'autant moins élevée que les symptômes typhoïdes sont plus accusés (1) et qu'elle est d'autant plus élevée que la fièvre affecte une marche plus franchement inflammatoire.

En dehors de la forme et des périodes, la seule influence qui m'ait paru assez constante est celle de l'*alimentation* : l'urée, en effet, subit souvent une augmentation, le jour où le malade commence à prendre un peu de nourriture (2).

(1) A l'appui de cette proposition, j'invoque non-seulement mes analyses, mais aussi celles de Murchison qni a trouvé que l'urée diminuait à l'apparition des symptômes cérébraux et augmentait à leur cessation. Voici ses chiffres:

		Grains	Grammes
1er Cas. Pendant le délire :		292	18.8
— après le délire :	—	964	61.9
2e Cas. Avant le délire :	—	422	27.2
— Pendant —	—	352	22.7
— Après —	—	490	31.6

(2) Voici un exemple (moyenne de 4 cas choisis parmi les formes simples).

	Urée.
Moyenne de la convalescence :	18.75
Veille de l'alimentation :	17.40
1er jour —	22.80

6° Acide urique.

Il ne faut pas croire que l'acide urique (1) soit augmenté toutes les fois qu'on le trouve dans les sédiments urinaires, mais on peut conclure à une élévation de sa quantité, quand les sédiments sont formés d'urates et que la quantité d'urine n'est pas trop abaissée. D'ailleurs il est fort rare que l'acide urique atteigne dans la fièvre typhoïde les taux élevés qui sont la règle dans les affections franchement inflammatoires. Les augmentations les plus marquées ont lieu dans la **période d'augment**, où elles atteignent parfois le triple ou le qua-

(1) *A.* De l'acide urique suivant les formes de la fièvre typhoïde (toutes les urines prises en bloc).

	Forme mortelle. URINES.	Forme grave. URINES.	Forme moyenne, URINES.
Acide urique très-augmenté (triplé, qaadruplé, etc.).	Dans 6,4 %	8,7 %	4,9 %
Acide urique moins augmenté (doublé ou augmenté de moitié).	— 70,3 %	45,9 %	41,1 %
Acide urique normal ou diminué.	— 23,3 %	45,4 %	54 %

B. Acide uriqne dans les périodes de la fièvre typhoïde.

FORMES GRAVES

	1re et 2e Périodes. Urines.	3e Période. Urines.	4e Période. Urines.
Acide urique très augmenté dans	9,7 %	12,6	4,5
— moins — —	58,4 %	40,6 %	29,7 %
— normal ou diminué —	31,9 %	46,8 %	65,8 %

FORMES MOYENNES ET BÉNIGNE.

	1re et 2e Périodes. Urines.	3e Période. Urines.	4e Période. Urines.
Acide urique très-augmenté dans	5,1 %	3,9 %	5,6 %
— moins —	64,4 %	43,5 %	17,6 %
— normal ou diminué —	30,5 %	52,6 %	76,8 %

druple de l'état normal; mais hors de là et de quelques phases critiques, les élévations les plus ordinaires vont difficilement au-dessus du double de la quantité normale.

L'acide urique est augmenté dans les deux tiers des urines des FORMES MORTELLES; moins souvent dans les FORMES GRAVES ET BÉNIGNES, pour lesquelles on observe dans les moyennes une proportion décroissante.

Envisagé suivant les **périodes**, on voit, qu'en général, il augmente aux premières phases pour diminuer progressivement aux périodes consécutives; ses augmentations sont un peu plus fréquentes dans les formes moyennes, mais aussi ses diminutions pendant la défervescence et la convalescence de ces formes s'effectuent d'une manière à la fois plus rapide et plus prononcée.

Mais dans une même forme et dans une même période, l'acide urique subit des oscillations dont il importe de chercher la cause.

Voyons d'abord les CAS MORTELS : dans les FORMES RÉNALES ET ADYNAMIQUES, l'acide urique toujours plus ou moins augmenté, diminue aux approches de la mort; dans les formes THORACIQUES, le même fait a lieu, avec cette différence que les augmentations du début sont plus accentuées; on observe le contraire, c'est-à-dire, une quantité s'écartant peu de la normale pendant les premiers jours et une augmentation sensible à la fin de la vie, dans les FORMES ALGIDES ET ASPHYXIQUES. Enfin, certaines COMPLICATIONS comme la pneumonie, l'apoplexie pulmonaire, les hémorrhagies intestinales, la péricardite, déterminent aussi une élévation plus ou moins marquée.

Dans les cas qui ne se terminent pas par la mort, on

voit un peu plus [fréquemment que chez ceux-ci, des augmentations qui atteignent parfois le quadruple de l'état normal, mais seulement au début, ou bien dans la période des oscillations continues et principalement dans les variétés graves, ataxiques et thoraciques.

Un peut prendre comme règle que dans les cas moyens, l'acide urique diminue quand survient la polyurie, de façon qu'on pourra le rencontrer encore, à la pleine convalescence des malades qui n'ont pas présenté cette polyurie du déclin.

La disparition de la diarrhée et des sueurs, l'apparition d'une complication pulmonaire, d'une hémorrhagie intestinale abondante, sont les seules influences qui m'ont paru faire augmenter un peu la quantité de l'acide urique.

Au sujet de sa diminution, l'influence des périodes est la seule qui soit hors de doute : néanmoins, dans deux cas, j'ai vu une abondante éruption miliaire rouge coïncider avec un abaissement très-sensible de la quantité d'acide urique.

Je n'ai rien noté de spécial au sujet de la reprise de l'alimentation ; mais il me reste à signaler que l'élévation subite de l'acide dans le cours de la convalescence, si elle s'accompagne d'une reprise du mouvement fébrile, possède, tout à fait au début de cette recrudescence, une certaine valeur diagnostique de la réversion, valeur qui peut s'associer aux indications fournies par la marche de la température. L'acide urique subit les mêmes variations dans la rechute que dans les fièvres primordiales, c'est-à-dire que son abondance est, ordinairement, en rapport direct avec l'intensité de la rechute. Toutes ces données sont confirmatives de ce qui a été dit plus haut au sujet des sédiments uratiques.

7° MATIÈRES EXTRACTIVES.

Les matières organiques contenues dans les urines morbides, doivent être divisées en trois classes 1° *Principes non comburés* : albumine, graisse, sucre ; 2° *Principes comburés* : urée, acide urique ; 3° *Matières extractives*. Sous ce chef, on range tous les principes organiques qui ne sont pas compris dans les classes précédentes ; ils sont azotés ou non azotés, selon qu'ils proviennent de la destruction des éléments quaternaires ou ternaires de l'organisme. Leur importance est capitale et doit forcément entrer en ligne de compte dans l'appréciation du taux de la désintégration organique qui, nous l'avons vu, se chiffre non pas seulement par l'acide urique et l'urée, mais bien par la somme de tous les matériaux carbonés ou azotés que renferme l'urine (1).

Schottin est un des premiers auteurs qui ait attiré l'attention sur l'importance des matières extractives dans l'urine de la fièvre typhoïde ; il a constaté par de nombreuses analyses que la créatinine, qui peut être considérée comme le type des extractifs, augmente dans le cours du deuxième septénaire et n'arrive à son maximum que vers la troisième et la quatrième semaine de la ma-

---

(1) Dans l'urine normale la quantité totale des extractifs serait pour BECQUEREL de 10 à 11 gr.; pour BEALE, de 8 à 12 gr.; pour HEPP, de 10 à 13. Ces derniers chiffres sont ceux que j'ai adoptés, après confirmation expérimentale.

ladie. Le tableau suivant est extrait de l'une de ses observations :

6me jour, traces de créatinine.
8me — —
11me — 0 gr. 21.
18me — — 28.
20me — — 30.
28me — — 30.

Schottin a trouvé cet extractif non-seulement dans l'urine, mais encore dans le tissu musculaire et dans les exsudats qui en sont, d'après lui, fortement chargés; enfin, il a observé que dans certains cas, l'augmentation exagérée de la créatinine dans l'urine s'était produite au moment de la disparition des phénomènes morbides graves (1).

Quelques années plus tard, Chalvet, dans un travail tout à fait remarquable, insista encore sur l'importance des matières extractives et généralisa leur étude. Enfin, M. Hoepffner, dans sa thèse, a récemment apporté des faits bien analysés, où il cherche à mettre en pleine lu mière le rôle de ces principes, (2) en comparant leur pro-

(1) L'existence de cette grande quantité de créatinine doit être rapprochée des altérations musculaires de ZENKER. On sait que la créatine et la créatinine sont des produits du dédoublement de la myosine.

(2) Parmi les travaux qui ont été faits sur les matières extractives, je ne cite que ceux qui ont le plus spécialement trait à mon sujet. On en trouvera la liste à peu près complète à la Bibliographie placée à la fin de ce mémoire.

portion à celle de l'urée et à celle des extractifs contenus dans le sang (1).

L'étude des variations des matières extractives ne pénétrera pas dans le domaine clinique, tant que nous ne posséderons point un moyen simple et rapide pour effectuer leur dosage ; en outre, leurs oscillations doivent toujours être comparées à celles de l'urée, si l'on veut avoir des notions certaines sur l'état de la dénutrition organique ; pourtant, les enseignements qu'elles fournissent sont trop importants pour qu'on ne passe pas par dessus ces difficultés de détail.

On peut poser cette première règle : que dans la **période d'état**, les matières extractives sont toujours augmentées et qu'elles sont avec l'urée dans des rapports presque toujours inverses : plus il y a d'urée, moins il y a d'extractifs dans l'urine et réciproquement. Dans les CAS MORTELS où l'urée diminue habituellement et dans de grandes proportions, les extractifs augmentent, mais en dépassant rarement les chiffres de 20 à 25 gr. dans les 24 heures. Dans les autres cas, leur taux peut s'élever jusqu'à 35 gr. si l'urée est peu abondante, mais les moyennes générales de la période d'état, doivent être fixées à 23,50, ce qui constitue encore une grande augmentation sur l'état normal. Aux périodes suivantes, elles diminuent et tendent à se rapprocher des chiffres habi-

(1) Les extractifs les plus importants sont : la créatine, la créatinine, l'acide hippurique, l'acide succinique, les acides odorants étudiés par STAEDLER (damolique, damalurique, taurylique, phénique), l'acide lactique et les lactates, l'allantoine, l'acide butyrique, la leucine, la tyrosine, la xanthine, l'hypoxanthine, la cystine, la guanine, les acides gras, les savons, les matières colorantes, les chromatogènes, l'inosite, etc.

tuels qu'elles atteignent à la **convalescence**, elles s'abaissent ensuite au-dessous du taux normal jusqu'à la reprise
de l'alimentation. Quand les principes solides augmentent dans ces périodes prémonitoires que j'ai établies,
aux approches de la défervescence et de la convalescence,
l'excès est principalement formé de matières extractives
ce qui confirme les faits observés déjà par Schottin ; et
comme l'avait aussi constaté M. Hoepffner (1), j'ai trouvé
dans trois observations, que la diminution des extractifs
de l'urine pendant la période d'état, coïncidait ou bien
avec une augmentation de l'urée, ou bien avec une augmentation des extractifs contenus dans le sang : dans le
premier cas, il y avait une grande amélioration dans les
symptômes ; dans le second, on voyait au contraire, une
aggravation toujours assez manifeste. Enfin la défervescence et la convalescence des cas graves s'accompagnent
toujours d'une plus grande élimination des extractifs que
les mêmes périodes dans les cas bénins (2). On voit que
ces faits, réunis à tous ceux qui ont été étudiés déjà, à

(1) M. HOEPFFNER rapporte dans sa thèse six dosages de matières extractives dans le sang des typhiques. Voici les chiffres :

	Jour.	Matière extraite.
1⁰ Forme grave adynamique longue :	9ᵉ	7
—	28ᵉ	10 gr.
2⁰ Forme consécutive à un ictère catarrhal	9ᵉ	9,60
3⁰ — thoracique bénigne :	9ᵉ	4,26
4⁰ — mortelle :	9ᵉ	6.70
— —	11ᵉ	7,50

Soit une moyenne de 7 gr. 51 au lieu de 5 gr. proportion normale. Je
n'ai que 4 dosages effectués, il est vrai, sur des quantités minimes de
sang ; les chiffres sont 11,50, — 10,22, — 7,80, — 6,50. La moyenne,
9 grammes, est un peu plus élevée que celle de M. Hoepffner.

(2) Voir un excellent résumé de M. Armand GAUTIER sur la valeur
clinique des matières extractives. — *Traité de chimie appliquée*, t. II,
p. 370.

p.opos de l'excrétion des principes solides et des sédiments, constituent un ensemble assez complet, dont
j'essaierai de chercher les conséquences au chapitre de
la pathogénie.

L'acide salicylique jouit de la propriété d'augmenter la somme des extractifs : cela n'est pas difficile
à comprendre ; il passe dans l'urine à l'état d'acide sali-
cylurique, en fixant dans l'économie des principes azotés
dont il facilite ainsi l'élimination en les rendant plus solubles. Dans un organisme en pleine désintégration, il
est rationnel de penser qu'il se combine plutôt avec les
produits azotés déjà libres qu'avec ceux qui font encore
partie intégrante de la trame des tissus ; la thérapeutique
pourra donc bénéficier de cette propriété nouvelle.

8° ALBUMINE.

La question de l'albuminurie dans la fièvre typhoïde
n'est plus controversée depuis les faits si nombreux qui
ont été recueillis par mon maître M. Gubler. Voici comment s'exprime le savant professeur : « L'albumine constitue l'un des phénomènes les plus constants de cette af-

(1) Les transformations éprouvées dans l'économie par la salicine, la
saligénine et l'acide salicylique, ont été étudiées depuis longtemps (BER-
TAGNINI). La salicine passe dans l'urine à l'état d'acides salicylique, sa-
licylurique, de saligénine et d'hydrure de salicyle. La saligénine et
l'acide salicylique passent sous forme d'acides salicylique et salicylu-
rique. Ce dernier est un homologue de l'acide hippurique. Je rappel-
lerai que dans un travail publié en collaboration avec M. le professeur
GOSSELIN en 1874, avant que parussent les premières recherches alle-
mandes, nous avions indiqué déjà l'action de l'acide salicylique sur les
urines ammoniacales.

fection multiforme, attendu que sur plusieurs centaines de cas qui sont passés sous mes yeux depuis quinze ans, je ne l'ai jamais trouvé en défaut..... L'albuminurie n'existe pas indifféremment à toutes les périodes de la fièvre continue..... Si, dans les premiers jours de la maladie, elle est un symptôme aléatoire, elle devient plus tard, dans le deuxième septénaire, un symptôme obligé de la dothiénentérie, et son intensité est proportionnelle à celle de la fièvre et des localisations morbides sur les grands appareils ». M. Gubler a décrit, en outre, une variété spéciale d'albuminurie survenant dans la convalescence de la maladie et à laquelle il a donné le nom d'albuminurie colliquative (1).

L'albumine est dans la plupart des cas en assez faible proportion pour que la chaleur et l'acide nitrique combinés, les divers réactifs plus ou moins sensibles de Méhu, Tanret, etc., ne la décèlent pas ; il est donc indispensable d'user exclusivement du procédé de M. Gubler qui consiste à verser lentement de l'acide nitrique le long de la paroi du verre qui contient l'urine, et lorsque le mélange d'acide et d'urine occupe les trois cinquièmes du vase, de regarder par transparence et sur un fond noir, s'il se produit un diaphragme opalin, blanc grisâtre, à limite inférieure quelque peu diffuse, mais à bord supérieur net et séparé, par une couche d'urine transparente, d'une légère hostie d'acide urique. Le plus ou moins de

(1) Cette variété d'albumine a été notée aussi par M. Gubler dans la convalescence de plusieurs maladies aiguës ; les urines entraînent alors et d'une façon continue, une quantité souvent considérable d'albumine, et les forces ne reviennent pas pendant tout le temps que cette dénutrition exagérée se produit. Voyez sur ce sujet : A. Gubler. Mémoire sur les paralysies amyotrophiques. (*Gazette médicale*, 1861).

sensibilité des moyens employés ordinairement par les cliniciens pour reconnaître l'albumine, est sans doute là cause des divergences si grandes qui séparent les auteurs qui ont écrit sur ce sujet. Les uns, avec Murchison (1), veulent que ce principe n'apparaisse jamais avant le 16ᵉ jour ; d'autres avec Finger et Kerchensteiner (2) pensent qu'il n'existe que dans les cas très-graves ; Griesinger ne l'a trouvé que dans un tiers des cas ; il serait pour lui plus abondant dans les cas graves, mais ordinairement, l'albuminurie ne se produirait que d'une manière passagère et pendant quelques jours ; sa première apparition aurait lieu pour la majorité des observations, dans la 2ᵉ semaine, souvent même dans la première (*Des maladies infectieuses*, p. 277) (3).

Voilà donc un premier point bien établi : l'albuminurie est constante dans la fièvre typhoïde ; reste à sa-

(1) Murchison a relevé 549 cas de fièvre typhoïde (pris dans les auteurs) ; l'albuminurie aurait été trouvée 157 fois, soit 28,6 0/0.

(2) Cas relevés à la clinique de Pfeuffer : albumine dans un quart des cas graves.

(3) On trouvera à l'index bibliographique le nom des auteurs qui ont noté l'existence de l'albumine dans la fièvre continue. Je ne rappelerai ici que les plus importants :

Becquerel. Sur 38 cas, n'en a trouvé que 8 fois ; sauf dans deux cas mortels où elle fut continue dans les huit derniers jours de la vie, elle a toujours été passagère.

Andral. Sur 34 cas, n'a constaté qu'une fois, et d'une manière très-passagère la présence d'un peu d'albumine.

Abeille. L'albuminurie existe dans un 8ᵉ des cas, elle débute du 8ᵉ au 24ᵉ jour, son maximum de durée est de 12 jours, son minimum de 1 jour, sa moyenne de 4 jours.

Avec Begbie, il donne le nom de critique à l'albuminurie qui survient du 14ᵉ au 24ᵉ jour.

Martin Solon a trouvé qu'elle était fréquente mais passagère, et que son abondance aggravait le pronostic.

W. Edwards, au contraire, dit que dans la fièvre typhoïde l'albu-

voir si, à la valeur clinique indiscutable que lui donne cette constance, il ne serait pas possible de joindre quelques faits résultant des circonstances diverses de son apparition, de son évolution et de sa disparition. Mais avant d'exposer mes recherches sur ce sujet, je crois utile de dire dès à présent, que l'albumine urinaire de la fièvre typhoïde n'est pas toujours semblable à elle-même, et je ne serais pas éloigné d'admettre que celle que l'on trouve tout à fait au début de la maladie, doit être rapprochée plutôt du groupe des albuminoses ; au contraire, l'albumine plus abondante du deuxième septénaire et celle que l'on décèle en si grande quantité dans la plupart des cas mortels, ont une grande ressemblance avec l'albumine du sérum sanguin (Sérine de Denis) (1).

mine est rare, tandis que dans le typhus elle apparaît avec une certaine constance du 6° au 13° jour, et disparaît du 14° au 18° jour.

Si l'on veut compléter cette liste, on lira avec fruit, le passage consacré à l'albuminurie typhoïde par M. JACCOUD, dans son article du ouveau Dictionnaire de médecine et de chirurgie pratiques. t.1er p.550.

M. Jaccoud relevant les cas de Brattler, Martin Solon, Parkes, Becquerel, Finger, Friedreich, a trouvé 93 fois l'albumine sur 282 malades, soit 32,97 0/0.

(1) J'ai, sur ce fait, plusieurs observations assez concluantes, mais je n'ai pu réunir encore une assez grande quantité de ces albumines pour fixer définitivement les caractères chimiques qui les spécialisent. D'ailleurs, on sait depuis longtemps que l'albumine contenue dans l'urine, offre des variétés nombreuses :

ICERY (*Thèse inaugurale*, 1854). — PAVY (*The Lancet*, 1863). — TERREIL (*Gaz. des höp.*, 1863), ont différencié l'albumine de la maadie de Bright, de l'albumine de l'urine chez les femmes enceintes ; LEHMANN et EDLESSEN (ce dernier dans 31 cas), ont trouvé dans l'urine, un albuminoïde ayant tous les caractères de la globuline (précipitée à froid par CO_2 ; précipité soluble dans Nacl, HCl, etc.). — CH. ROBIN, ACKERMANN, ont constaté l'existence de la fibrine. — BENCE JONES (*Ann. de chim. et de pharm.*, t. LXVII, p. 97) a rencontré dans les urines des ostéomalaciques, un albuminoïde semblable à la lacto-

L'abondance de l'albumine décroît avec la gravité des cas : il en est de même dans les FORMES QUI GUÉRISSENT, et les albumines y décroissent en outre avec les périodes, sauf cette restriction que dans les FORMES GRAVES, il existe, en bloc, une augmentation assez sensible pendant la période de défervescence et qu'à la phase de convalescence, l'albumine persiste pendant un temps beaucoup plus long que lorsqu'il s'agit de FORMES PLUS BÉNIGNES (1).

protéine de MILLON et COMMAILLE. — MASIG croit avoir vu la paralbumine (hydropisine de Ch. Robin). — C. GERHARDT (*Deutsch. Arch. für klin. Med. Bd V,Hft.* 2) a signalé un principe analogue aux peptones ; — Enfin M. A. GAUTIER croit que certaines concentrations des sels de sérum peuvent aider l'exosmose des principes normalement contenus dans le sang, tels que la caséine et les peptones. Toutes ces recherches offrent le plus grand intérêt, ce sont elles qui m'ont inspiré l'idée d'étudier la constitution chimique de l'albumine de la fièvre typhoïde et grâce aux méthodes célèbres de Denis (de Commercy), à celles de Commaille (*Moniteur scientifique*, 1868), moins connues et pourtant d'une entière exactitude, ces travaux n'offrent plus aujourd'hui les difficultés d'autrefois.

(1) Ce tableau montre les variations de l'albumine et complète l'exposé ci-dessus.

Albuminurie typhoïde (Envisagée dans les différentes formes) : toutes les urines étant prises en bloc, sans distinction des cas :

ALBUMINE

	Très-abondante. Urines.	Moins abondante. Urines.	Peu abondante. Urines.	Pas d'albumine. Urines.
Cas mortels.	33.3 %	52.9 %	13.8 %	0 0 %
— graves..	22.8 %	33.3 %	41.3 %	2.6 %
— moyens.	5.6 %	13.2 %	59.3 %	21.9 %

Selon les périodes :

CAS GRAVES :

	Très-abondante. Urines.	Moins abondante. Urines.	Peu abondante. Urines.	Pas d'albumine. Urines.
1re et 2o périodes	29.7 %	33.9 %	32.4 %	4.0 %
3o —	24.8 %	44.1 %	31.1 %	0.0 %
4o —	11.1 %	24.4 %	62.3 %	2.2 %

*Époque d'apparition et évolution de l'albumine durant
la période d'état.*

L'albumine apparaît de très-bonne heure. Dans les
hôpitaux, on a peu l'occasion de voir les malades dans
les premiers jours de l'affection, et je ne saurais trop
dire si ce principe peut être toujours décélé au début dé
la **période d'augment**. Cependant, sauf dans un cas, je
l'ai toujours trouvé quand j'ai pu le chercher à cette
époque, c'est-à-dire dans huit observations où l'urine a
été examinée les 2ᵉ, 3ᵉ, 4° et 5ᵉ jour de la maladie. Une
autre fois, dans un cas remarquablement bénin, on
trouva des traces d'albumine le 4° jour, puis elle disparut pour ne réapparaître que le 10° jour. En général,
plus la forme est grave, plus l'albumine se montre de
bonne heure et plus sa proportion est grande à sa première apparition.

Dans les CAS MORTELS, elle augmente habituellement

CAS MOYENS :

1ʳᵉ et 2ᵉ période	12.7 %	20.3 %	57.6 %	9.4 %
3ᵉ —	4.5 %	21.0 %	58.3 %	16.2 %
4ᶜ —	0.0 %	0.7 %	61.3 %	38.0 %

Les notations *très-abondante* correspondent à 2 gr. 50 et au-dessus ;
moins abondante à 1 gr. 50 ; *peu abondante,* au-dessous de 1 gr. 50
dans les 24 heures.

GRIÉSINGER avait noté déjà les relations à établir entre la quantité
d'albumine et la gravité de la maladie. « Les éliminations d'albumine
rares et de courte durée, n'ont aucun rapport avec les autres phénomènes morbides, elles sont sans influence sur le pronostic; au contraire, lors d'une aggravation de nature quelconque, l'albumine augmente de nouveau ; l'urine ne continue très-longtemps à renfermer une
grande quantité d'albumine et plus souvent du sang que dans les cas
graves. Ces derniers cependant peuvent se terminer par une entière
guérison sans retard considérable.

jusqu'à la terminaison, mais diminue parfois un peu le jour de la mort (1).

Les causes qui, dans ces circonstances, influent le plus sur l'augmentation de l'albumine, sont l'*exagération du délire* et des *accidents nerveux*, la *cyanose*, l'*algidité* et les symptômes *asphyxiques*, l'invasion de la *péricardite*, de la *pleurésie*, etc.; toutefois, chez un malade, l'albumine qui avait augmenté très-notablement le jour de l'invasion d'une pleurésie, diminua fort nettement quand l'épanchement eut acquis un certain volume, comme si les matières protéiques avaient pris la route de la plèvre au lieu ue suivre celle du rein. J'aurais voulu confirmer ce fait en cherchant ce qui se passe au moment de l'apparition d'une *pneumonie*, mais les résultats obtenus ont été fort contradictoires : il y a eu tantôt des augmentations, tantôt des diminutions dont il m'a été impossible de saisir la règle. J'en dirais autant de l'*érysipèle de la face*.

Les malades qui guérissent, mais chez lesquels la maladie a *éclaté avec grand fracas*, débutant soit par des accidents ataxiques, soit par de l'adynamie, soit par des symptômes intestinaux exagérés, etc., ont, dès le début, une grande quantité d'albumine, qui diminue avec l'apaisement de ces phénomènes morbides, de sorte que ces faits réunis peuvent constituer un groupe, dans lequel l'albuminurie arrivée presque d'emblée à son maximum, diminue à mesure qu'on s'approche de la défervescence, tandis que dans les cas simples, les maxima

<hr>

(1) Cette diminution porte non-seulement sur l'albumine des 24 h., mais aussi sur les évaluations par litre, les seules que l'on puisse effectuer dans les derniers jours de la vie.

ne sont atteints qu'à la fin du premier septénaire : pendant le deuxième ils subissent des oscillations plus ou moins continues qui prennent aussi le type descendant aux abords de la convalescence. Ce *type descendant*, observé dans la majorité des observations, s'exagère dans certaines d'entre elles et principalement dans les FORMES MOYENNES COMMUNES, au point qu'à la fin de la période d'état, il y a souvent des disparitions complètes de l'albumine pendant un ou deux jours, disparitions transitoires dont j'ai vainement cherché la cause.

Evolution de l'albumine à la période de défervescence.

Nous venons de voir, qu'à la fin de la période d'état, l'albumine éprouvait une certaine diminution et disparaissait même un instant. Cet abaissement n'est pas de longue durée , et dans les CAS GRAVES, l'albumine subit une recrudescence pendant la plus grande partie de la période des oscillations descendantes et souvent même dès les deux derniers jours de la période d'état. S'il s'agit d'une FORME SIMPLE, cette augmentation de l'albumine pendant la défervescence porte principalement sur le début de la période et précède de peu un abaissement qui réduit l'albumine à l'état de traces ; quelques malades voient même ce principe disparaître dans le cours de cette phase, mais il est rare que cette deuxième disparition soit définitive et qu'une trace de matières protéiques ne réapparaisse pas vers la convalescence.

Evolution de l'albumine pendant la convalescence.

Il suffit de se rapporter à la note statistique de la p. 107 pour voir qu'il y a entre les formes graves et simples une différence capitale, au point de l'albuminurie dans la convalescence. Dans les CAS GRAVES, ce principe persiste jusqu'à une époque fort avancée et qu'il est difficile de limiter : en tout cas, il est peu fréquent de le voir s'en aller avant le dixième jour de cette période. Ordinairement, à l'état de traces plus ou moins sensibles, il s'élève d'autres fois à des proportions assez notables et cela, en raison directe de la gravité de l'affection dans ses phases primitives. Il est vrai qu'alors, l'albumine reconnaît deux origines : elle vient du sang et des tissus, d'une part et d'autre part, du pus de la néphrite catarrhale si fréquente dans ces cas et à cette période. L'albumine de la première origine est celle que M. Gubler a désignée sous le nom de *colliquative* et dont il indique les causes et la signification (1).

Dans les FORMES SIMPLES, cette albuminurie est exceptionnelle, et l'on note la disparition de la matière protéique, soit à la fin de la défervescence, soit le deuxième ou le troisième jour de la convalescence, mais, comme je l'ai dit tout à l'heure, cette disparition n'est pas toujours définitive, et l'on trouve souvent encore, dans les jours suivants, des traces plus ou moins passagères d'albumine. Cinq à huit jours après le début de la convalescence, ces traces disparaissent pour ne plus revenir. Donc l'absence d'albumine en quantité sensible, à la période de convalescence, est une des caractéristiques de cette phase dans les cas simples, de sorte que, si l'on voit, à la suite d'une fièvre assez bénigne, l'albu-

(1) Voir la note de la page 104.

mine persister longtemps, on est quelquefois en droit de soupçonner l'explosion prochaine d'une RÉVERSION (1).

Quant à la récidive qui survient dans le cours de la défervescence, elle a été précédée chez deux malades, d'une augmentation de l'albumine.

Evolution de l'albumine suivant quelques cas particuliers.

Les rapports de l'albumine avec la DIARRHÉE et les SUEURS sont masqués par trop d'influences pour qu'il soit possible de les dégager bien nettement. J'y suis parvenu cependant dans deux cas, mais ils m'ont donné des résultats diamétralement opposés : dans le premier, l'albumine a augmenté le jour de la disparition subite de la diarrhée, chez un malade gravement atteint; dans le second, l'albumine a augmenté avec une élévation des garde-robes de 2 à 10 dans les vingt-quatre heures. Chez le premier malade, le rein a-t-il éliminé en surcroît l'albumine qui aurait dû être charriée par les selles : chez le second, y a-t-il eu solidarité d'action entre les reins et l'intestin pour entraîner l'albumine jetée dans la circulation par une désintégration organique exagérée? Pures hypothèses plus ou moins satisfaisantes dont la confirmation n'a pas été possible.

Les RECRUDESCENCES BRONCHIQUES et le DÉLIRE coïncident avec des augmentations d'albumine. Je serais moins affirmatif pour ce qui concerne les HÉMORRHAGIES INTESTI-

(1) Les malades qui ont eu des réversions sont au nombre de 8. Parmi celles-ci, trois ont eu lieu en pleine convalescence de formes simples ; elles ont présenté, toutes trois, cette persistance de l'albumine ; chez l'un d'eux, la récidive débuta le 13ᵉ jour de la convalescence et pendant cet espace de temps, on n'avait pas cessé de trouver des traces d'albumine dans l'urine.

NALES, n'ayant vu qu'un fait où l'albuminurie augmenta, après une perte de sang peu abondante.

La reprise prématurée de l'ALIMENTATION, surtout avec des œufs, détermine le passage de traces d'albumine, et il est peu de typhiques qui n'aient, au moment où ils commencent à manger une portion d'hôpital, une très-légère excrétion de principes protéiques : on le comprend facilement ; les organes assimilateurs assez fortement touchés par les manifestations congestives de la maladie ou par leurs suites, n'ont pas encore retrouvé leur intégrité fonctionnelle. On pourrait distinguer cette albuminurie, en la nommant *albuminurie d'assimilation*, les autres formes portant alors la désignation d'*albuminurie de désassimilation*.

9° GLUCOSE.

Griesinger dit avoir trouvé du sucre dans une observation; Murchison n'en a jamais rencontré, et je ne l'ai pas vu une seule fois dans le cours de mes recherches.

10° DES PRINCIPES INORGANIQUES.

Les matériaux inorganiques (chlorures, phosphates, sulfates, carbonates) sont très-diminués à la **Période d'état** de la fièvre typhoïde ; ils subissent une augmentation sensible à la **Défervescence** et dépassent même le taux normal à la **Convalescence** (1). Cha-

---

(1) Matériaux inorganiques :

	Période d'état..........	6 gr.
Cas de guérison.	— de défervescence.	12 gr.
	— de convalescence.	18 gr. 30
Cas de mort..		4 gr. 50

cun des principes inorganiques doit être étudié séparé-
ment.

11° DES CHLORURES.

·Dans toutes les maladies aiguës et dans les affections
chroniques, où les patients ne mangent pas, on trouve
une diminution des chlorures de l'urine ; mais plusieurs
auteurs ont exagéré cette proposition en mettant toutes
les maladies sur le même plan et en accordant au défaut
de l'alimentation une prépondérance presque absolue. Il
faut donc faire *deux classes* parmi les affections où l'on
trouve de l'*hypochlorurie* coïncidant avec une diminution
dans l'ingestion du chlorure de sodium. Dans la première,
les chlorures qui entraient dans la constitution des tissus
en voie de destruction passent dans l'urine ; les chlorures sont donc assez diminués dans ce liquide, mais on
peut en doser environ de 2 à 6 gr. par vingt-quatre
heures ; dans la seconde classe, les chlorures des éléments comburés, au lieu de s'éliminer par l'urine, entrent
dans la formation des exsudats, des flux, des néomem-
branes, etc., l'urine n'en renferme donc qu'une quantité
des plus minimes et parfois même des traces à peine
sensibles. La fièvre typhoïde peut être prise comme
exemple de la première classe, et l'on doit considérer la
pneumonie comme le type de la seconde.

Les auteurs qui ont étudié à ce point de vue les urines
de la fièvre typhoïde, ont tous noté une diminution des
chlorures à la **période d'Etat** et une augmentation souvent considérable, aux phases de la **défervescence** et de la **convalescence.** Vogel attribue cette
diminution au manque de chlorures introduits par l'ali-

mentation, et à l'élimination par les gardes-robes d'une certaine quantité de ce sel. Parkes croit que le chlorure de sodium peut ne pas s'éliminer et être retenu dans l'organisme : ainsi cet auteur a vu dans un cas où le malade mangeait et n'avait ni pneumonie, ni diarrhée, le chlorure de sodium diminuer fortement. On sait aussi qu'une diminution subite de ce sel est d'un fâcheux pronostic, quand on n'en trouve pas la cause dans une surabondance de la diarrhée.

Mais Primavera et Prudente ont beaucoup exagéré quand ils ont affirmé : 1° que les chlorures disparaissaient complètement dans la fièvre typhoïde, au point que ce fait pouvait constituer un signe pathognomonique; 2° que cette absence de chlorures, marchant de pair avec une diminution des phosphates et des urates à la période d'augment et d'état, avait un caractère pronostique des plus graves : Chalvet, d'ailleurs, avait protesté déjà contre cette double affirmation.

Les chlorures dans la fièvre typhoïde qui guérit, s'abaissent rarement au-dessous de 2 grammes dans les 24 heures; ils s'élèvent jusqu'à 4 ou 5 grammes : on peut adopter comme moyenne de la **Période d'Etat**, 3 gr. 70 Cette quantité monte à 7 gr. 20 pendant la **défervescence** et à 14 gr. pendant la **convalescence**. Dans les cas mortels, la moyenne est plus faible; elle n'est que de 2 gr. 50. (1)

(1) Les minima de la période d'état ont été de 1,42
 Les maxima — — — 6,01
 Les minima — défervescence — 3,97
 Les maxima — — — 11,70
 Les minima — convalescence — 9,60
 Les maxima — — — 22,80
 Les minima — des cas de mort — 1,20
 Les maxima — — — 3,70

Les variations des chlorures ont, comme on le voit, une certaine importance diagnostique et pronostique, puisqu'ils diminuent rarement autant que dans la pneumonie, et que leurs abaissements sont, en général, proportionnels à la gravité de la maladie. Mais ces indications sont encore sujettes à trop de variations pour qu'on les utilise telles quelles, et on s'exposerait à de grosses erreurs en ne les rapprochant pas des autres signes fournis par les urines ainsi que des symptômes de la maladie. La seule proposition qui ait une certaine constance est celle que M. Hoepffner a formulée : « Le moment précis du début de la convalescence (défervescence) est l'intersection des courbes des matières extractives et du chlorure de sodium (1) » Seulement je crois devoir modifier cette proposition ainsi qu'il suit : Aux alentours de la défervescence, soit dans les deux jours qui précèdent, soit dans les deux à trois jours qui suivent, comme les matières extractives s'abaissent et que le chlorure de sodium monte, leurs courbes se croisent, mais cette intersection qui annonce l'imminence ou l'existence de la période de défervescence, ne marque pas absolument l'époque précise de son début.

12° ACIDE PHOSPHORIQUE. — PHOSPHATES TERREUX.

Si du chiffre total des principes inorganiques, on retranche aux diverses périodes, la quantité des chlorures, on trouve qu'il reste une bien petite quantité de sels et que leur somme ne subit pas à la convalescence

(1) Molé avait dit dans sa thèse : « le moment précis du début de la convalescence est l'intersection des courbes de l'urée et du chlorure de sodium.» (*signes précis du début de la convalescence dans les maladies aiguës* Paris, 1870).

l'augmentation considérable signalée pour le chlorure de
de sodium. En effet, aux périodes d'augment et d'état
le taux des principes inorganiques moins les chlorures,
n'est que de 2 gr. 30 ; à la troisième période, de
4 gr. 80, et de 4 gr. 30 à la quatrième. Ce fait a une
certaine importance, car il montre que si les [principes
salins autres que le chlorure de sodium augmentaient
beaucoup moins que celui-ci aux troisième et quatrième
périodes, ils avaient aussi moins diminué pendant la
période d'Etat, puisqu'on peut calculer que dans cette
phase, les chlorures se sont abaissés de 59 0/0, tandis que
les autres sels n'ont faibli que de 42,5 0/0.

Cette diminution porte surtout sur l'acide phosphorique
qui tombe au chiffre de 0 gr. 70 à 2 gr. dans les 24 heures, soit une moyenne de 1 gr. 10 environ ; (1) mais aussi
les augmentations légères de la défervescence et de la
convalescence s'exercent principalement sur cet acide :
c'est pourquoi, comme l'avaient dit, il y a longtemps,
Primavera et Prudente, leur réapparition et leur augmentation constituent parfois un signe assez favorable. Je dis, parfois, car nous allons voir, en parlant des
phosphates terreux, qu'il existe des exceptions si nom-

(1) La quantité normale d'acide phosphorique est de 2 gr. 50 à 3gr.
dans les 24 heures. Les phosphates alcalins de soude et de potasse
entrent pour les trois quarts dans ce chiffre; le dernier quart est
formé de phosphates terreux; les deux tiers de ceux-ci sont constitués
par le phosphate de magnésie; le phosphate de chaux constitue le dernier
tiers. D'après BENECKE, le poids des phosphates terreux serait de
1 gr. 42; d'après BÖCKER de 1 gr. 48.

Les phosphates de potasse dominent dans le système nerveux;
   —   soude   —   sang ;
   —   magnésie —   muscle ;
   —   chaux   —   os.
(B. JONES, L. BEAL E, LEHMANN, GORUP-BESANEZ, etc

breuses que ce signe perd une notable partie de sa valeur.

Les *phosphates terreux*, diminuent beaucoup plus que les *phosphates alcalins* au début de la fièvre typhoïde et c'est sur leurs variations que Primavera fonde principalement l'autorité de ses signes pronostiques : pour lui, quand la maladie s'amende, le phosphate de magnésie augmente, au point de dépasser jusqu'à 3 et 4 fois la moyenne normale.

Or voici ce que j'ai constaté au sujet de la valeur clinique que peuvent avoir les variations des phosphates terreux. En consultant le tableau de la note (1), on peut se rendre compte :

1° Que dans les deux **premières Périodes** des CAS GRAVES, les phosphates terreux diminuent plus souvent que dans les cas simples.

2° Qu'à la **défervescence**, ils augmentent toujours et dans des proportions peu différentes suivant les cas.

3° Qu'à la **convalescence**, les augmentations sont plus fréquentes et plus prononcées du côté des cas graves.

(1) Phosphates terreux classés suivant la forme de la maladie, dans les urines envisagées en bloc.

	Phosp. augt. Urines.	Phosp. norm. Urines.	Dim. ou abs. Urines.
Cas mortels :	22,2 %	36,1 %	41,7 %
— graves :	15,6 %	37,2 %	47,2 %
— simples :	22,7 %	37,3 %	40 %
Suivant les périodes.			
Cas graves : 1re et 2e périodes	9,4 %	27 %	63,6 %
— 3e —	8,5 %	40 %	51,5 %
— 4e —	31,8 %	51,3 %	16,9 %
Cas simples : 1re et 2e —	20,4 %	26,6 %	53 %
— 3e —	21,2 %	37,4 %	41,4 %
— 4e —	25 %	46,1 %	28,9 %

4° Que les FORMES MORTELLES ne présentent que dans 4/10 environ des urines, la diminution à laquelle Primavera accorde une si grande importance pronostique. Donc la règle posée par le chimiste italien ne sera utile que si l'on peut déterminer exactement les conditions pathologiques qui lui font subir de si notables exceptions.

Dans les CAS MORTELS, la seule cause d'augmentation qui m'ait paru constante, c'est l'existence d'un *délire violent* avec *phénomènes ataxiques* (1) et encore il faut tenir compte de l'abondance de la *diarrhée* (2) qui entraîne avec elle une portion des phosphates. (3) A côté de cela, on trouve des cas mortels, qui sans délire, ont eu durant toute la vie, une proportion normale de phosphates ter-

(1) Dans cinq autopsies de malades qui avaient présenté jusqu'à la mort une augmentation continue des phosphates terreux, j'ai constaté que le cerveau était d'une grande mollesse et que sa substance grise présentait une teinte rose congestive, ce qui semble en rapport avec une désintégration cérébrale assez active. D'autres autopsies de sujets qui avaient eu, au contraire, une diminution de phosphates, m'ont donné des cerveaux durs et non congestionnés. Toutes ces autopsies ayant été faites, dans une saison fraîche, du 15 octobre à fin décembre, trente heures au plus après la mort, ne serait-il pas permis de voir là, une relation de cause à effet entre une dénutrition cérébrale plus active et le taux plus élevé des phosphates ? ceci demanderait de nouvelles recherches, mais après les travaux de MENDEL, BENCE JONES et BYASSON, l'hypothèse en question ne doit pas être repoussée *à priori*.

(2) On sait que dans la fièvre typhoïde, les matières fécales contiennent une certaine quantité d'acide phosphorique : Voyez SCHÖNLEIN, *Allg. und spec. Path. und Thérap., Freiburg*, 1839 et GLUGE; Des cristaux microscopiques dans les matières fécales de la fièvre typhoïde. *Gazette médicale de Paris*, 1837.

(3) J'ai vu deux cas indiquant fort nettement cette relation avec le délire. L'un d'eux a trait à un malade qui avait présenté des symptômes peu graves pendant les neuf premiers jours et qui fut pris le dixième, d'accidents ataxiques auxquels il succomba le quatorzième jour; les phosphates terreux augmentèrent avec l'apparition du délire et l'élévation persista jusqu'à la mort.

reux avec un léger abaissement l'avant-dernier et le dernier jour de la vie.

L'invasion de la *Broncho-pneumonie* n'a pas paru exercer d'influence. (1)

Dans les CAS QUI ONT GUÉRI, les augmentations de la **période d'état** ont été en relation soit avec les mêmes *accidents ataxiques*, soit avec une *prédominance spinale* au début de la maladie ; c'est dans les FORMES LONGUES *avec adynamie* assez prononcée, *diarrhée* et *vomissements*, mais sans délire, que les diminutions ont été le plus continues.

Enfin dans un tiers des cas, on remarque dans la quantité des phosphates terreux, des oscillations qui reconnaissent pour condition des alternatives semblables de la diarrhée, du délire, des sueurs, etc., mais sans qu'il soit possible de déterminer exactement la part que prennent chacun de ces symptômes.

Aux **périodes suivantes**, les dissemblances sont moins grandes et plus faciles à catégoriser. Ainsi les augmentations de la défervescence sont presque constantes : elles commencent, soit aux deux derniers jours de la période d'Etat, soit au début de la troisième période, soit dans les derniers jours de cette phase; à la convalescence, les élévations sont plus fréquentes dans les formes graves, mais elles n'atteignent jamais un taux bien élevé et dépassent de peu les chiffres de l'état de santé : les phospha-

---

(1) L'acide phosphorique peut, dans les formes ataxiques mortelles dépasser même les quantités normales; dans un cas de cet ordre, j'ai relevé les chiffres suivants (mort le treizième jour) :

10° jour: Acide phosphorique des 24 heures				1,02
11°	—	—	—	3,40
12ᵉ	—	—		3,80

tes terreux reviennent à la normale du troisième au douzième jour de la convalescence : chez quelques malades
très-légèrement atteints, cette dernière période n'est
caractérisée par aucune augmentation sensible : d'autres
éprouvent une petite élévation le lendemain du jour où ils
commencent à s'alimenter, mais le fait n'est pas constant.

En somme, la *valeur clinique* des phosphates terreux
est, comme on le voit, fort minime quand on les envisage isolément, puisque dans les cas mortels ils présentent parfois des augmentations aussi et même plus considérables que dans la période de défervescence des cas
non mortels et que tant de causes différentes et souvent
inconnues agissent sur leur élimination par l'urine ; les
seuls points qui paraissent assez habituels sont :

1° L'augmentation parallèle à l'intensité des accidents
nerveux chez les malades qui n'ont pas trop de diarrhée;

2° L'élévation de la défervescence et du début de la
convalescence.

Il en résulte, d'une manière générale, une signification plus ou moins fâcheuse pour les augmentations
que l'on voit survenir pendant la période d'état : une
signification de meilleur augure pour les élévations
qui apparaisssnt quand les températures du matin et du
soir ont une tendance à suivre la courbe descendante (1).

(1) J'ai observé deux cas de fièvre typhoïde évoluant sur des ter-
rains tuberculeux; dans le premier, la fièvre fut suivie d'une tuberculose aiguë à forme catarrhale qui emporta rapidement la malade;
dans le second, la marche de la maladie primitive fut seulement ac-
célérée et le malade peut quitter l'hôpital après un mois de convalescence, mais en fort mauvais état de santé : les lésions pulmonaires
avaient rapidement progressé. Or, pendant toute la durée de la convalescence, les phosphates terreux restèrent augmentés, quoique la fièvre
typhoïde eût été assez bénigne; la première malade eut jusqu'à sa

Albert Robin.   9

13° SULFATES-CARBONATES.

Les sulfates ont, en clinique, une importance réelle et sur laquelle on n'a pas assez insisté ; ils peuvent nous donner sur l'origine des matériaux de la dénutrition, des renseignements fort utiles. En effet, pendant l'inanition fébrile, les sulfates de l'urine ne provenant guère que des principes sulfurés de l'organisme, doivent nous servir à juger de l'activité de leur désassimilation.

Les matières albuminoïdes sont les plus importants de ces principes, et les produits ultimes de leur oxydation sont l'urée et les sulfates ; partant de ces faits, si l'on trouve dans l'urine deux chiffres élevés et plus ou moins proportionnels d'urée et de sulfates, on sera en droit de conclure à une augmentation dans la consommation des albuminoïdes sulfurés : quand les deux chiffres seront en discordance et quand on trouvera, par exemple, beaucoup d'urée et peu de sulfates, on conclura, ou bien que le soufre s'est éliminé sous une autre forme (taurine, cystine, hydrogène sulfuré), ou bien que l'excès ne provient pas seulement des albuminoïdes sulfurés ; si, au contraire, les sulfates sont en excès lorsque l'urée tend à diminuer, il sera plausible d'admettre que l'azote des matières protéiques n'a subi qu'une évolution imparfaite dont les produits les moins dyalisables sont peut-être retenus dans l'organisme, etc. Ce ne sont là que des

mort des alternatives d'augmentation et de diminution fort remarquables par leurs amplitudes, bien qu'elle ne présentât pas de délire et peu de diarrhée. Dans un autre ordre d'idées, ces faits sont confirmatifs de ceux qui snt été récemment publiés par L. J. TEISSIER dans son excellente thèse : *Du diabète phosphatique. Recherches sur l'élimination des phosphates par les urines.* Paris, 1876.

exemples pris au hasard, car le champ des hypothèses qui s'ouvrent sur les variations simultanées ou isolées de l'urée, des matières azotées totales de l'urine et des sulfates, est d'une si vaste étendue que je ne puis en donner ici qu'un simple aperçu.

Dans la fièvre typhoïde, les sulfates augmentent un peu aux **premières phases**, et nous trouvons là une confirmation de ce que je viens de dire, car l'urée ne s'élève pas toujours à cette période, dans les mêmes proportions ; mais, quand l'on trouve moins d'urée, on dose plus [de matières extractives, le résultat final est donc le même : consommation exagérée de la matière organique dont l'azote et le carbone incomplètement comburés ont fait de l'urée et des extractifs, tandis que le soufre s'est éliminé à son maximum d'oxydation organique. Pendant la **défervescence** et la **convalescence**, les sulfates tendent à s'abaisser au-dessous de la normale.

L'histoire de ces sels est donc intéressante à comparer à celle des chlorures et des phosphates : elle montre que tous les principes inorganiques jouent dans l'économie des rôles bien dissemblables dont la connaissance éclairerait singulièrement la physiologie et la pathologie. Mais ce n'est pas le moment de traiter ici cette question que j'espère bien pouvoir aborder plus complètement dans un autre mémoire.

On sait peu de choses sur les CARBONATES dans l'urine de la fièvre typhoïde ; je les ai vu plusieurs fois exister en assez grande quantité durant la convalescence ; mais n'y aurait-il pas là une influence simplement alimentaire ? C'est ce que je ne saurais dire.

14° DES PIGMENTS ET DES CHROMATOGÈNES.

L'étude des variations des principes colorants et colorigènes possède dans la fièvre typhoïde une valeur toute particulière, comme on peut le pressentir par l'exposé général qui précède ce chapitre, et comme l'ont déjà prouvé les remarquables travaux de M. Gubler sur l'indigose urinaire. Je vais étudier successivement les deux CHROMATOGÈNES, *urohématine* et *indican*, puis deux PIGMENTS, l'*hémaphéine* et l'*uroérythrine* (1).

A. *Urohématine.*

Si l'on consulte le tableau annexé à ce chapitre (2) on voit que :

1° L'urohématine n'est augmentée que dans un petit nombre d'urines aux **périodes d'augment et d'état** et qu'elle est le plus souvent absente, diminuée ou normale ;

 2° Qu'elle est plus souvent augmentée dans les CAS MORTELS que dans les VARIÉTÉS QUI GUÉRISSENT ;

(1) Voyez les chapitres 2 et 3 de la première partie.

(2) Urohématine envisagée suivant les formes, dans toutes les urines prises en bloc.

	Augmentée. Urines.	Normale. Urines.	Diminuée ou absente Urines.
Cas mortels :	16,6 %	25,9 %	57,5 %
— graves :	4,5 %	32,0 %	63,5 %
— légers :	10,2 %	39,8 %	50,0 %

Suivant les périodes.

		Augmentée.	Normale.	Diminuée ou absente
Cas graves : 1re et 2e périodes,		4,0 %	20,0 %	76,0 %
— 3e	—	11,5 %	26,9 %	61,6 %
— 4e	—	1,9 %	52,0 %	46,1 %
Cas simples : 1re et 2e	—	8,0 %	25,8 %	66,2 %
— 3e	—	11,2 %	31,0 %	57,8 %
— 4e	—	11,5	62,9 %	25,6 %

3₀ Qu'elle tend à redevenir normale ou à augmenter pendant la **défervescence** ;

4° Que cette tendance s'accuse encore à la **convalescence**, mais qu'elle est plus marquée dans les CAS LÉGERS que dans les CAS GRAVES.

Or, ces caractères possèdent dans l'espèce une importance réelle, et l'on peut poser en principe que dans la fièvre typhoïde, l'urohématine est diminuée à la période d'état et qu'elle redevient normale à la défervescence et à la convalescence. Par les évaluations au centième et suivant les périodes, on pourrait supposer que ces phénomènes sont fréquents et non constants ; mais j'espère démontrer que les exceptions, si nombreuses qu'elles soient, tiennent à des conditions spéciales, telles que, formes de la maladie, complications, etc., ce qui donne une valeur clinique à ces exceptions mêmes. Aussi, nous allons passer en revue, les causes diverses qui, dans les cas mortels, graves ou simples, ont pu influencer la quantité de l'urohématine.

CAS MORTELS. Ce sont ces cas qui ont le plus d'importance, puisqu'ils permettent de rapprocher les variations du chromatogène de telle ou telle altération trouvée à l'autopsie et d'éliminer ainsi certaines coïncidences symptomatologiques auxquelles on avait été tenté d'accorder trop de prépondérance pathogénique.

1° Les *accidents ataxiques*, le *délire* (1), n'ont modifié en rien la quantité d'urohématine, qui dans les formes où cette prédominance existe, sans complications, a été

(1) Je ne saurais dire s'il en a été ainsi dès le début de la maladie, mais dans un cas qui a été soumis dès le troisième jour à notre observation, l'urohématine était augmentée ; elle diminua, puis disparut les

diminuée d'une manière continue depuis l'entrée du malade à l'hôpital jusqu'à la mort.

2° On peut en dire autant de l'*adynamie* et de la FORME RÉNALE ; pourtant, dans cette dernière, la présence du sang dans l'urine masque la réaction, et, d'autres fois, il ne serait pas impossible que l'hémoglobine subît, dans les voies urinaires, une modification qui la fît passer à l'état d'urohématine, ce principe éprouvant, dans ces formes, des alternatives d'augment et d'abaissement qui m'ont paru être en rapport avec des oscillations analogues dans la proportion du sang émis par l'urine (1).

3° Mais, ce qui produit presque toujours une augmentation de l'urohématine, dans quelque forme que ce soit, c'est l'existence ou l'apparition d'une complication pulmonaire, et par conséquent la PRÉDOMINANCE THORACIQUE de la maladie ; je n'ai trouvé à cette règle que deux exceptions : dans la première, une pleurésie survint au trente-huitième jour d'une forme thoracique, sans que l'urohématine, normale jusqu'à la fin, augmentât concurremment ; dans la seconde, il s'agissait d'une apoplexie pulmonaire qui s'était produite le dernier jour de la vie ,chez un jeune garçon atteint de fièvre typhoïde ataxo-adynamique.

4° Parmi les autres circonstances qui ont été en rapport avec des élévations de l'urohématine, je citerai en-

jours suivants ; mais il faut ajouter qus le malade avait, en même temps une péricardite, de sorte que la part de chaque élément est bien difficile à établir.

(1) J'ai vu, au dernier jour d'une forme adynamique simple, l'urohématine augmenter dans l'urine, sans que rien put en donner la raison que la diminution considérable de la quantité d'urine, de sorte qu'en réalité, ce chromatogène devait être plutôt encore diminué qu'augmenté.

core : l'*hémorrhagie intestinale* dont le produit, non évacué au dehors, est retenu dans le gros intestin ; la *gangrène* ; l'apparition du *purpura;* l'*érysipèle*.

5 ' Enfin, quand le chromatogène augmente dans les cas mortels, le liquide d'épreuve prend une *teinte rouge brun* plus ou moins prononcée, mais je ne l'ai jamais vu devenir *rose clair* ou *rose vif*, ainsi qu'il arrive dans les formes non mortelles, à leur période de décroissance (1).

Cas non mortels. — Nous savons que l'urohématine est diminuée à la période d'état et qu'elle revient à la normale ou augmente pendant la défervescence et la convalescence. Cherchons les exceptions à la règle et les circonstances suivant lesquelles apparaissent les augmentations de favorable augure.

1° L'urohématine est presque constamment absente ou diminuée dans le milieu de la période d'état. C'est donc ordinairement à la première et à la dernière partie de cette période que l'on trouve une augmentation éventuelle du chromatogène, ou bien son maintien au taux de l'état de santé.

Dans la *première partie* de la **période d'état** et à la **phase d'augment**, l'urohématine est normale ou augmentée par les raisons suivantes :

A. La fièvre frappe brusquement des hommes robustes en pleine santé ; elle prend, au début, les allures d'une *fièvre inflammatoire franche*, et les symptômes de l'état typhoïde ne se montrent que secondairement; ou bien, la maladie évolue chez un sujet en proie à d'autres

(1) Quand l'indican est en trop grande abondance, la coloration propre à l'urohématine est masquée par le bleu.

influences pathologiques; chez un *tuberculeux*, chez une *puerpérale*, par exemple; mais, je le répète, même dans ces cas, l'urohématine diminue au cours de la phase d'état.

B. La maladie débute à grand fracas, avec des *accidents cérébro-spinaux*, sans épistaxis et sans diarrhée; puis, ces exagérations symptomatiques se calment.

C. Quand il existe, durant la période d'état, des *complications* telles que la pneumonie, la congestion pulmonaire portée à un haut degré, l'érysipèle de la face (1).

Les diminutions de l'urohématine sont, au contraire, bien plus prononcées quand la diarrhée, les épistaxis, les vomissements sont très-abondants.

A la *dernière partie* de la **période d'état**, les augmentations ou le retour de l'urohématine à la quantité normale, peuvent avoir des significations assez différentes.

Ainsi, dans 32 cas sur 100, le chromatogène est revenu à la normale, ou a augmenté la veille et plus rarement l'avant-veille du début de la défervescence. Cette appa-

---

(1) Dans un cas de complication érysipélateuse, je n'ai pas trouvé cette augmentation de l'urohématine. Il s'agissait d'une jeune femme de 25 ans profondément anémique, convalescente d'une métrorrhagie fort abondante, qui fut prise d'un érysipèle blafard de la face, au 10e jour d'une fièvre typhoïde grave, et dont la courbe thermique atteignait tous les soirs 40,2 et 40.6. L'urohématine absente à l'invasion de l'érysipèle n'augmenta pas, et pourtant ce dernier eut trois recrudescences consécutives. Cette malade, très-affaiblie par des pertes de sang et par une maladie déjà longue, devait en être réduite à son minimum de globules. Cependant, elle eut à la défervescence, le 25e jour, cette élévation du chromatogène, que l'érysipèle, avec son appareil inflammatoire, avait été impuissant à déterminer.

rition favorable sera distinguée de celles qui seraient dues à des complications, par la *teinte rose de Chine* que prend le liquide d'épreuve, tandis que les augmentations d'origine complicative sont, non pas roses, mais d'un *rouge tirant plus ou moins sur le brun sale*; de plus, on mettra en ligne de compte les signes urologiques précédemment étudiés, la marche de la température, et l'évolution des principaux symptômes.

Pendant la **défervescence**, l'urohématine revient à la normale et prend la teinte rose avec une telle constance, que je n'ai vu manquer ce caractère que dans deux cas : l'un grave, de longue durée, avec épistaxis fréquentes et abondantes qui avaient jeté le malade dans un profond état de faiblesse et d'asthénie; l'autre moins sérieux, mais qui s'était accompagné de diarrhées profuses, répétées et de vomissements. Quand le ton rose normal ou bien plus ou moins augmenté, ne réapparaît pas à la fin de la période d'état, on le voit donc revenir dans le cours de la défervescence, du deuxième au quatrième jour.

Au cours de la **convalescence**, les teintes roses persistent et s'accusent : elles apparaissent toujours dans les cas très-rares qui ne les avaient pas données à la défervescence et elles persistent pendant un temps généralement assez long, après avoir présenté une certaine élévation dans les premiers jours de cette période; il y a même un contraste assez curieux entre la pâleur de l'urine et l'intensité de la coloration rose qu'y produisent les réactifs et qui ne manque dans aucun cas de fièvre typhoïde, puisqu'on la trouve même chez ceux qui, à la convalescence, se compliquent de ce catarrhe des voies urinaires dont j'ai parlé plus haut (1).

Si la maladie récidive à ce moment et que la **rechute** soit bénigne, celle-ci peut accomplir toutes ses phases avec une diminution sensible du chromatogène, mais sans que son aspect rose disparaisse ; si, au contraire, la réversion est grave, le rose de Chine persiste au plus pendant les deux à trois premiers jours de la nouvelle période d'augmentation, puis l'urohématine suit sa marche habituelle.

B. — *Indican.*

Les variations cliniques de l'indican (2) ont une valeur encore plus marquée que celles de l'urohématine et l'on peut dire, dès à présent, que les proportions des deux chromatogènes aux diverses périodes et formes de la

(1) Quand la quantité de l'urine atteint des chiffres considérables, comme je l'ai vu, par exemple, dans un cas où elle s'est élevée jusqu'à 6300 dans les 24 heures, on obtient assez difficilement le rose eu question ; il ne s'en suit pas qu'il soit diminué, mais il est tellement dilué que ses réactions deviennent moins précises. L'acide nitrique est alors bien préférable comme réactif à l'acide chlorbydrique ; il faut, en outre, opérer sur 200^{cc} d'urine environ et attendre dix minutes pour juger la réaction.

(2) De l'indican suivant les formes de la fièvre typhoïde, et envisagé dans toutes les urines prises en bloc,

	Très-abondant. Urines.	Evident. Urines.	Traces ou absent. Urines.
Cas mortels :	65,8 %	31,2 %	3,0 %
— graves :	51,9 %	15,6 %	32,5 %
— simples :	28,1 %	26,4 %	45,5 %

Suivant les périodes,

	Très-abondant.	Evident.	Traces ou absent.
Cas grav., 1re et 2° périodes,	69,4 %	18,6 %	12,0 %
— 3^0 —	39,3 %	9,0 %	51,7 %
— 4^0	32,6 %	15,2 %	52,2 %
Cas simpl., 1re et 2° —	42,5 %	32,5 %	25,0 %
— 3^0 —	27,1 %	27,1 %	45,8 %
— 4^0 —	14,8 %	19,8 %	65,4 %

fièvre typhoïde suivent précisément une marche inverse l'une de l'autre. Ainsi d'après le tableau ci-dessous il est permis de formuler les propositions suivantes :

1° Dans les CAS MORTELS, les urines renferment toujours de l'indican, à part quelques circonstances très-rares que j'établirai tout à l'heure. De plus, ce chromatogène est alors en quantité plus considérable que dans les cas non mortels.

2° Dans les cas qui se terminent par la GUÉRISON, à la **premiére période**, l'indican est plus fréquent et plus abondant chez les malades atteints de FORMES GRAVES.

3° A la période de **défervescence**, il diminue de fréquence dans les CAS GRAVES et aussi dans les CAS ORDINAIRES, mais il reste plus abondant dans les premiers que dans les derniers.

4° A la période de **convalescence**, la diminution de fréquence et d'intensité s'accroît beaucoup pour les CAS SIMPLES, mais elle s'exagère à peine dans les CAS GRAVES.

Le fait principal qui découle de tout ceci, c'est que, contrairement à l'urohématine, l'indican, plus ou moins considérable dans la période d'état, tend à diminuer progressivement aux phases subséquentes ; je vais chercher maintenant les conditions particulières qui sont susceptibles de modifier les données précédentes.

CAS MORTELS. A. L'indican a été très-augmenté, pendant toute la durée du séjour à l'hopital, chez les typhiques qui ont offert des prédominances symptomatiques du côté de l'abdomen, telles que :

1° *Diarrhées profuses et colliquatives*, météorisme, etc.

2° Une *tendance à l'algidité* ou au *refroidissement des*

parties découvertes, quand la température profonde s'élevait à un très-haut degré, fait qui a été bien mis en lumière par M. Gubler (1);

3° Un tel *abaissement de température* que celle-ci dépasse à peine les chiffres de l'état de santé. La forme ambulative et apyrétique de la fièvre typhoïde décrite par Vallin, est le meilleur exemple que l'on puisse donner de ces abaissements de température dans la fièvre typhoïde : cette forme est très-rare ; j'ai eu pourtant l'occasion d'en observer un exemple (2).

C'est dans les FORMES ADYNAMIQUES que ces états sont le plus fréquemment notés ; le chromatogène atteint son maximum quand ils sont réunis.

B. La quantité de l'indican, qu'elle soit ou non augmentée déjà, s'élève :

1° Quand survient une *diarrhée abondante :* dans les cas de diarrhée accidentelle ou passagère, l'indican subit une certaine diminution quand cesse le flux intestinal.

2° A l'apparition d'une *péritonite,* d'une *périsplénite* ou

(1) Le cas le plus remarquable qu'il m'ait été donné d'observer est celui d'un jeune homme de 19 ans qui, le jour de sa mort, avait une température axillaire de 42,4, et dont la peau sèche et brûlante se refroidissait avec une singulière rapidité, dès que l'on mettait le bras hors du lit. L'indican était en proportion assez considérable pour que l'urine traitée par l'acide nitrique put colorer en bleu foncé, un volume d'éther égal au sien.

(2) Un homme de 35 ans fut apporté à l'hôpital dans un profond coma et dans une algidité complète ; il était au 8e jour d'une fièvre typhoïde, à laquelle il succomba le 12e. L'urine réduite à environ 800cc dans les 24 heures devint bleu de roi par les deux procédés de recherche de l'Indican ; elle colorait en bleu foncé, un volume d'éther égal au sien. Voici les températures prises matin et soir dans l'aisselle.

9e jour	38,0	38,4.
10e —	37,4	38,0.
11e —	37,8	38,4,

de toute autre *complication inflammatoire du côté de l'abdomen.*

3° Dans les derniers jours de la vie, lorsque s'accuse une tendance au refroidissement des parties découvertes.

C. L'indican est moins fréquent et moins augmenté, il présente des oscillations d'abondance et de diminution dans les FORMES THORACIQUES (1) ET RÉNALES qui ne sont pas caractérisées d'une manière continue par les états symptomatiques que je viens de signaler.

Le délire et les accidents ataxiques déterminent aussi des élévations de l'indican, mais elles ne sont pas comparables à celles que produit la diarrhée.

D. Enfin, dans les deux derniers jours des FORMES ADYNAMIQUES OU ATAXIQUES, à températures élevées, le chromatogène s'abaisse et disparaît quelquefois sans qu'on en puisse trouver la raison dans telle ou telle modification symptomatique : c'est alors que l'urine a cette apparence brun-sale, visqueuse, opaque, et qu'elle ne paraît constituée que par des plasmas chargés de déchets organiques à leur minimum de combustion, d'albumine, d'hémoglobine dissoute, etc. Elle ne devrait plus, à proprement parler, porter le nom de « produit

(1) Chez une femme de 23 ans atteinte de fièvre typhoïde, une tuberculose miliaire aiguë à forme catarrhale commença à évoluer vers la fin de la période d'état (17° jour) et emporta la malade le 40° jour. L'affection primitive avait revêtu la forme thoracique avec peu de diarrhée et sans accidents ataxiques ou adynamiques. Néanmoins l'indican fut très-augmenté pendant toute la durée de la période d'état et diminua quand la tuberculose prit le dessus ; il apparut alors dans le cours de celle-ci avec des alternatives d'augment et de diminution et même avec des disparitions qui furent presque toujours en rapport avec des oscillations pareilles de la diarrhée.

de la sécrétion rénale, » puisqu'elle représente en quelque sorte le produit d'une liquéfaction organique qui n'a déterminé aucun effet utile. M. Gubler, qui a observé aussi cette particularité, pense (communication orale) que la déchéance des oxydations et des dédoublements est telle que les albuminoïdes désintégrés et dissociés de leurs agrégations organisées, passent en nature à travers les reins, comme à travers les intestins, sans qu'une petite partie d'entre eux puisse même subir cette évolution imparfaite qui donne naissance à l'indican.

Cas non mortels. L'indican en proportion plus ou moins considérable à la période d'état, diminue pendant la défervescence, et disparaît soit dans le cours de celle-ci, soit et plus fréquemment dans le cours de la convalescence : telle est la règle générale dont nous devons maintenant fixer les détails et les exceptions (1).

1° *Période d'état.* — A. D'abord, on peut appliquer ici ce qui vient d'être dit au sujet des cas mortels, quand on rencontre les conditions pathologiques qui ont été données comme pouvant influencer la quantité de l'indican.

B. Mais le chromatogène abonde dans l'urine, en dehors des variations précédentes :

1° Dans les cas où la *température* du matin et du soir s'élève au-dessus de 39 et 40 et se maintient assez longtemps à ces chiffres.

---

(1) Ces exceptions portent seulement sur l'abondance et l'époque d'apparition du chromatogène, car il n'existe pas de fièvre typhoïde qui ne donne du bleu à une période quelconque de la première phase.

2° Quand la fièvre débute brusquement par des *acci-dents ataxiques et spinaux* d'une grande intensité, et cela, même quand la diarrhée est diminuée ou absente.

C. 1· Il est beaucoup moins fréquent et moins abondant dans les FORMES LÉGÈRES qui débutent avec des *allurs inflammatoires*, mais il apparaît toujours avec les symptômes de l'état typhoïde.

2° Dans les FORMES THORACIQUES simples, sans diarrhée.

3° Enfin, quand manquent les conditions générales sus-indiquées.

D. En somme, dans la période d'état, la quantité de l'indican est subordonnée surtout à l'intensité de l'état typhoïde et à la diarrhée.

E. Vers la fin de cette période, l'indican commence à diminuer dans 30 0/0 des observations; en général, la veille ou l'avant-veille de la défervescence.

2° *Période de défervescence.* — A. L'indican diminue peu à peu dans cette période et disparaît même quelque-fois dans son cours, mais il est rare qu'il n'y ait pas dans cette phase des recrudescences qui marchent de pair avec une reprise de la diarrhée ou des accès fébriles, etc.

B. Très-rarement la diminution peut n'avoir lieu qu'à la fin de la défervescence : mais les causes de cette particularité ne sont pas nettement dégagées de mes observations; il m'a semblé qu'il en était ainsi surtout dans les formes qui avaient eu peu d'indican à la période d'état, mais le fait n'est rien moins que démontré. Néanmoins il est une chose certaine, c'est que les cas qui ont RÉCIDIVÉ pendant la défervescence, ont tous présenté, dans les premières périodes de celle-ci, des augmentations de l'indican, qui ne laissaient pas que d'étonner un peu, puisqu'elles coïncidaient avec une amélioration de l'état général et des principaux symptômes; la même remarque s'applique à une observation de fièvre typhoïde bénigne survenue chez un tuberculeux.

3' *Période de convalescence.* — A cette phase les variétés sont assez grandes pour nécessiter un examen spécial; elles peuvent, en effet, constituer des signes pronostiques d'une réelle valeur, au point de vue des réversions possibles de la maladie.

A. L'indican subit presque toujours une légère élévation au début de la convalescence, puis il disparaît, soit subitement, soit progressivement, mais toujours dans un court espace de temps.

B. Quand le chromatogène n'a diminué ni à la défervescence, ni à la convalescence, et qu'il a persisté à cette dernière phase, en assez grande abondance et pendant plus de cinq à huit jours environ, alors même que le rose avait reparu dans l'urine, que la température s'était abaissée à 36-5, 37-5, il y a presque toujours eu une *rechute*; dans la période d'état de celle-ci, le bleu a été très-abondant, il a diminué progressivement, mais lentement aux phases ultérieures. Ceci s'applique principalement aux rechutes d'une certaine gravité et qui ont été, en somme, plus sérieuses que la première atteinte; mais, au contraire, les récidives bénignes peuvent apparaître sans que l'indican ait persisté dans l'urine de la convalescence, et accomplir leurs différents stades, sans que le chromatogène se montre en proportion très-notable dans l'urine. Cette distinction a son importance pronostique, puisqu'en réalité la persistance d'une grande quantité d'indican à la défervescence et à la convalescence peut conduire à soupçonner une rechute possible, plus sérieuse que l'atteinte première; cette opinion est basée sur l'étude attentive de quatre faits. Pour prendre définitivement rang dans la science, elle devrait être appuyée sur un nombre plus imposant d'observations : aussi, je ne me permets de l'avancer encore qu'à titre dubitatif.

C. Parmi les conditions que produisent des augmentations ou des réapparitions plus ou moins continues de l'indican dans cette période, il en est deux qui méritent encore une mention spéciale.

1° C'est d'abord, le *catarrhe des voies urinaires* de la convalescence des formes graves, et l'on peut dire que l'abondance et la persistance de l'indican sont en relation directe avec l'intensité de ce catarrhe; mais, quel qu'il soit, le bleu ne persiste jamais en quantité élevée jusqu'à sa terminaison : il diminue, puis disparaît avant la guérison de l'inflammation catarrhale.

Si, dans le cas que je signale, on se contentait de rechercher l'indican par les procédés ordinaires, on courrait souvent le risque de n'en pas trouver ou de n'en trouver que des traces, et l'on pourrait conclure à tort à son absence. C'est que, en présence du pus, de ses matières albuminoïdes et de ses néocytes, des ferments de l'urée ou de tout autre cause encore inconnue, l'indican a fermenté dans l'intérieur des voies urinaires et effectué son dédoublement

en indigose et en indiglucine (1); l'urohématine, presque
toujours normale à cette période, fermente aussi et donne
du rouge. L'indigose moins soluble se précipite avec le pus
contenu dans l'urine et donne au dépôt une teinte
bleuâtre ou produit des irisations à la surface du liquide;
le rouge, plus soluble, se dépose en partie, mais il en reste
en dissolution une quantité suffisante pour que l'urine
prenne une teinte particulière très-légèrement rosée.
On ne trouve donc, dans ce liquide, que des traces d'indican et d'urohématine par les procédés ordinaires; si,
au contraire, on traite l'urine ou son dépôt par le chloroforme, celui-ci se colore d'emblée en un violet tirant
sur le bleu ou sur le rouge, et qui est constitué par un
mélange en proportions variées d'indigose et de rouge
provenant des fermentations de l'indican et de l'urohématine (2).

2° La deuxième condition a trait à l'*alimentation :* elle
aurait ainsi une certaine importance si elle était vérifiée
sur un grand nombre d'observations ; malheureusement,
il est si difficile, dans les hôpitaux, de savoir exactement ce que mangent les convalescents, car beaucoup
d'entre eux reçoivent des aliments de leurs camarades
ou de leurs visiteurs avant qu'il n'en ait été ordonné ainsi

(1) Voici les formules atomiques de ces réactions.

$$\underset{\text{Indican}}{C^{26}H^{31}Az^{17}} + \underset{\text{Eau}}{2H^2O} = \underset{\text{Indigose}}{C^8H^5Az} + \underset{\text{Indiglucine}}{3\,C^6H^{10}O^6}$$

(2) B..., âgée de 18 ans, domestique, vigoureusement constituée :
fièvre typhoïde à forme adynamique, grave, avec délire violent, congestion pulmonaire double, épistaxis, vomissements, peu de diarrhée.
L'indican très-abondant, souvent en quantité énorme pendant la période d'état (21 jour), diminua la veille du jour où commencèrent les
oscillations descendantes de la défervescence, malgré des températures
de 38.6 — 40.2. Pendant cette période (durée totale 6 jours), il dis-

par le chef de service, cela est si difficile, dis-je, que je n'avance les faits suivants qu'avec une extrême réserve. Au début de la convalescence, et surtout dans des observations où la défervescence avait été traînante avec des températures peu élevées, j'ai observé des recrudescences d'indican que rien ne pouvait expliquer et qui cessaient aussitôt que le malade était soumis à l'alimentation. Chez les malades qui ont eu des récidives, cette cessation ne s'est pas produite. Y aurait-il lieu de voir là l'indication d'alimenter plutôt chez certains malades? Y a-t-il simple coïncidence? C'est ce que des observations ultérieures peuvent seules démontrer; pourtant les faits que je signale, ayant été fort nets dans 5 cas, cela semblerait constituer une présomption en faveur de la première hypothèse, d'autant plus qu'on n'avait pu relever aucune autre influence capable d'engendrer un excès d'indigose.

C. *Hémaphéine.*

Les chromatogènes dont nous venons d'esquisser l'histoire clinique sont des éléments qui existent d'une manière pour ainsi dire constante dans la fièvre typhoïde,

parut et ne reparut que le 6ᵉ jour de la convalescence. Or, dès le 4ᵒ jour de la défervescence, le chloroforme agité avec l'urine se colorait en rose pâle (urohématine seule) : le 5ᵉ jour en violet foncé (violet d'évêque), en même temps que le pus apparaissait dans l'urine avec une certaine abondance (urohématine et beaucoup d'indigose); du 6ᵉ jour de cette période au 5ᵉ jour de la suivante, le chloroforme se colorait en violet plus ou moins intense. Cela ne cessa qu'avec l'apparition de l'indican dans l'urine. Celui-ci persista encore pendant huit jours et disparut quand le dépôt du pus commença à diminuer. Pendant toute la période qui s'écoula du 4ᵉ jour de la défervescence au 5ᵉ jour de la convalescence, le dépôt eut une coloration bleuâtre manifeste.

soit à une période, soit à une autre; et c'est la localisation
de leur quantité ou de leur fréquence dans telle ou telle période qui fixe leur signification séméiologique. Au con
traire, les deux pigments que nous allons envisager, l'hémaphéine et l'uroérythrine, n'existent dans la fièvre typhoïde qu'à titre exceptionnel. Leurs apparitions sont
très-rares et leur quantité si peu abondante, qu'il faut opérer relativement sur d'assez grandes masses d'urine pour
les déceler. Enfin, ces apparitions ne sont que transitoires, sauf dans quelques cas spéciaux. Donc, en thèse
générale, l'absence de ces deux pigments est la règle dans
la fièvre typhoïde. Cherchons maintenant quelles exceptions comporte cette règle pour chacun des deux pigments sus-énoncés.

L'*hémaphéine* est (1) assez peu fréquente pour que je n'en
aie rencontré que chez 10 malades, en traces toujours assez
faibles. Tantôt on ne la trouve qu'une fois, tantôt elle persiste durant trois à quatre jours au plus. Ces apparitions
ne s'observent que dans les périodes d'état et de défervescence, jamais dans le cours de la convalescence. Pour

(1) De l'hémaphéine envisagée suivant les formes de la fièvre typhoïde
dans toutes les urines prises en bloc.

	Evidente. Urines.	Traces. Urines.	Absente. Urines.
1° Cas mortels :	8,5 %	21,5 %	71,0 %
2° — graves :	5,6 %	14,0 %	80,4 %
3° — simples :	3,7 %	9,2 %	87,1 %
Suivant les périodes.			
Cas graves : 1re et 2e périodes,	9,8 %	16,3 %	73,9 %
— 3e —	6.6 %	16,7 %	76,7 %
— 4e —	» »	9,8 %	90,2
Cas légers : 1re et 2e —	9,0 %	14,7	76,3 %
3e —	1,9 %	9,5 %	88,6 %
4e —	» »	3,4 %	96,6 %

les étudier, je distingue comme précédemment les cas mortels des observations qui se sont terminées par la guérison.

CAS MORTELS. — C'est avec la FORME THORACIQUE et les complications pulmonaires que l'hémaphéisme se trouve presque toujours en relation, mais il n'en suit pas que toujours ces conditions soient génératrices de l'hémaphéine. Je tiens simplement à établir que l'on rencontre principalement ce pigment quand l'appareil pulmonaire est le siége d'une complication phlegmasique (1). En second lieu, mais dans des circonstances beaucoup plus rares encore, on peut rencontrer des traces d'hémaphéine lorsqu'il existe une véritable *dissolution du sang* et que l'hémoglobine commence à passer en nature dans l'urine.

CAS NON MORTELS. — Quand l'hémaphéine se montre, c'est, ou bien à la PÉRIODE D'AUGMENT dans les cas où la fièvre typhoïde débute avec l'aspect d'une *maladie*

(1) Exemple : 1º Femme de 22 ans, nourrice de 9 mois. *Fièvre typhoïde à prédominance thoracique;* mort le 24ᵉ jour. Broncho-pneumonie double des lobes inférieurs des poumons. Pas d'épistaxis, pas de diarrhée au début, exsudat pleurétique gauche abondant. Reins normaux à l'œil nu. Myocardite. Traces d'hémaphéine du 16 au 22ᵉ jour, coïncidant avec une diminution notable de l'urine (500,550,900ᶜᶜ), une augmentation de la densité (1034, 1028, 1030,5).

2º Femme de 24 ans, robuste. *Fièvre typhoïde rénale adynamique avec complications pulmonaires.*

Mort le 9ᵉ jour. 2 gros noyaux de broncho-pneumonie. Splénisation considérable des deux poumons. pleurésie sèche à droite. Reins doublés de volume, congestionnés; au microscope; stéatose considérable. Hémoglobine dissoute dans l'urine. Traces d'hémaphéine les 4, 5. 6 et 9ᵉ jour, coïncidant avec une diminution de la quantité (500, 530 cc.) et une augmentation de la densité (1033).

à frigore, ou bien simplement quand l'urine diminue beaucoup de quantité et que sa densité s'élève au-dessus des taux habituels. Il sera donc possible de trouver ce pigment chez les fiévreux qui n'ont pas cette POLYURIE de la défervescence et de la convalescence, sur laquelle j'ai insisté dans un précédent chapitre (1). Si des *accidents cérébraux ou spinaux* surgissent inopinément, on pourra trouver aussi un peu d'hémaphéine, mais je le répète, elle est transitoire, et souvent à peine appréciable. Aux approches de la **défervescence**, on peut déterminer aussi, mais très-rarement, des traces de ce pigment.

Enfin, les remarques faites aux sujet des cas mortels peuvent s'appliquer, pour la plupart, aux observations actuelles.

Il résulte de tout ceci, que l'hémaphéine ne se présente dans les urines de la fièvre typhoïde que dans les circonstances suivantes :

1° Invasion brusque chez des sujets robustes ;

2° Accidents cérébraux ou spinaux survenant brusquement ;

3° Complications thoraciques, hématurie ;

4° Absence de polyurie de la défervescence (2),

(1) L'hémaphéine a pu apparaître dans les urines quand elles marquaient 1035. 1033.5. 1031, 1029,5. etc., et disparaître avec le retour à des chiffres plus bas, mais toutes les urines ayant eu cette densité n'ont pas eu d'hémaphéine. Il y a là des conditions qui nous sont inconnues, mais dont l'importance n'est pas extrême, en raison de la rareté de l'hémaphéine dans la fièvre typhoïde.

(2) Je n'ai vu qu'un seul cas où l'hémaphéine ait été à peu près continue pendant une grande partie de la période d'état : C'est celui d'un homme de 25 ans qui fit une réversion fort grave après une première atteinte des plus bénignes. La réversion s'accompagna de phénomènes

D. *Uroérythrine.*

Quoique devant être classée avec l'hémaphéine, au rang des principes anormaux de l'urine dans la fièvre typhoïde (1), l'uroérythrine est un peu plus fréquente que l'hémaphéine, mais elle ne constitue malgré tout qu'une exception.

L'examen du tableau annexé en note nous prouve :

1° Qu'elle est aussi fréquente, sinon abondante, dans les CAS MORTELS que dans les CAS GRAVES, mais qu'elle est beaucoup plus rare dans les *cas simples.*

2° Qu'elle est un peu plus fréquente à la *période d'augment* des CAS GRAVES que dans les CAS LÉGERS.

3° Qu'elle subit une augmentation plus ou moins marquée aux périodes de *défervescence* et de *convalescence.*

Tels sont les faits pris en bloc. L'examen en détail permet de les catégoriser davantage.

cérébraux intenses et de symptômes thoraciques fort accusés ; il n'y eut pas de polyurie à la défervescence. La diarrhée fut modérée, les épistaxis assez abondantes et la température très-élevée.

(1) Uroérythrine suivant les formes, envisagée dans toutes les urines prises en bloc.

	Assez abondante. Urines.	Traces sensibles. Urines.	Absente. Urines.
Cas mortels :	14,0	15,0 %	71,0 %
— graves :	11,9 %	23,8 %	64,3 %
— légers :	2,8 %	16,4 %	80,8 %
Suivant les périodes,			
Cas graves : 1re et 2e périodes.	7,0 %	22,5 %	70,5 %
— 3e —	20,6 %	29,4 %	50,0 %
— 4e —	13,0 %	21,7 %	65,3 %
Cas simples : 1re et 2^e	2,5 %	8,5 %	89,0 %
— 3e —	4,0 %	19,8 %	76,2 %
— 4e —	2,4 %	21,2 %	76,4 %

Cas mortels. — L'uroérythrine est l'indice d'une *complication* quelconque du côté des voies respiratoires (1) (broncho-pneumonie, pleurésie sèche, splénisation double, etc.). Comme l'hémaphéine, elle s'accompagne souvent alors du passage de l'hémoglobine à travers les reins (2). Elle n'est ni continue, ni très-abondante ; elle se montre avec l'invasion de la complication pulmonaire, tantôt la veille ou l'avant-veille de la mort, tantôt quatre ou cinq jours avant. Comme, hors de là, je ne l'ai jamais constatée, il me semble que son apparition doit toujours éveiller des doutes et faire porter l'attention sur l'appareil pulmonaire.

Cas guéris (3). — De même que dans les observations précédentes, le pigment rosacique est aussi en rapport avec les phlegmasies de l'appareil respiratoire (4) : c'est quand il apparaît dans la période d'état (5). Mais d'autres fois il possède une signification assez favorable pour que l'on

(1) Sur 13 cas de mort suivis au point de vue de l'urorythrine, celle-ci s'est montré 4 fois. L'autopsie démontra :

1^0 4 fois de la broncho-pneumonie double ; 2^0 2 fois un exsudat pleurétique sur le poumon gauche ; 3^0 2 fois des traces évidentes de péricardite récente; 4^0 4 fois, une congestion plus ou moins intense des parties du poumon qui n'étaient pas enflammées.

(2) Dans deux cas, le pigment n'apparut pas dans les urines au moment de l'invasion et dans le cours d'un érysipèle de la face. Au contraire, il y en eut durant 24 heures, des traces dans un troisième cas.

(3) Sur 25 malades guéris suivis au point de vue de l'uroérythrine, celle-ci-ci s'est montrée 8 fois.

(4) Dans le cas déjà cité d'une fièvre typhoïde évoluant chez un tuberculeux et activant la marche de la maladie primitive, les urines contenaient une quantité sensible d'uroérythrine pendant toutes les périodes et jusqu'au 13e jour de la convalescence.

(5) Un malade atteint de péricardite a eu aussi un peu de ce pigment à la période d'état.

sait peut-être rapprocher des phénomènes critiques, c'est quand il se montre à la période de **défervescence** et dans les premiers jours de la **convalescence**. Je serais donc porté à le considérer comme d'un bon augure lorsqu'il apparaît dans ces périodes, chez des malades assez gravements atteints, en l'absence de toute affection pulmonaire aiguë et chronique.

L'urine chargée d'uroérythrine possède une teinte rosée quand il y a de la polyurie, et d'un rouge plus ou moins vif quand il y a, au contraire, concentration du liquide. Ceci s'accorde bien avec l'aspect de même nature que nous avons étudié au point de vue de la couleur de l'urine dans la fièvre typhoïde. La quantité de pigment est d'habitude assez faible ; les proportions un peu notables sont toujours des exceptions.

CHAPITRE II.

Constitution de Syndrômes Urologiques répondant aux diverses périodes et à quelques unes des formes de la Fièvre Typhoïde.

La plupart des principes constituants de l'urine dans la fièvre typhoïde viennent d'être étudiés dans le détail ; nous connaissons leurs diverses variations cliniques, mais il s'agit de voir maintenant si toutes ces pièces éparses peuvent se rejoindre et s'associer les unes avec les autres, de manière à constituer des groupes qui répondent aux différentes formes et périodes de la maladie. Ces groupes, formés d'une réunion de symptômes

dont l'ensemble et les parties possèdent une valeur séméiologique, peuvent rationnellement porter le nom de
syndrômes : c'est pourquoi je propose de les désigner
sous le nom de SYNDROMES UROLOGIQUES.

Leur *valeur* n'est pas absolue, en ce sens qu'ils n'existent pas, dans tous les cas de fièvre typhoïde, avec la régularité d'allure que je vais leur donner ; mais ils répon
dent à la majorité des observations et les modifications
qu'ils peuvent subir sous l'influence de telle ou telle
condition pathologique, ont été trop longuement décrites
dans le chapitre précédent pour que j'y revienne actuellement.

Lés syndrômes qui suivent, étant considérés simplemen
comme des types généraux, doivent cependant pouvoir se
rapporter au plus grand nombre des cas : c'est pourquoi
je les multiplie avec une profusion qui deviĕndrait peut-
être une objection à leur valeur, si l'on ne savait que la clinique bénéficie autant d'un symptôme que de celles de
ses variations qui se rapportent à des manières d'être
spéciales de la maladie où on les rencontre.

A. SYNDRÔMES UROLOGIQUES DE LA FIÈVRE TYPHOÏDE COMMUNE DE
MOYENNE INTENSITÉ.

1ᵉʳ *Syndrome*.

Périodes d'augment et d'état.

1, *Couleur.* — Bouillon de bœuf à reflets rougeâtres et verdâtres
plus ou moins accentués.
2. *Aspect et consistance.* — Urine trouble. — Moins tenue qu'à
l'état normal.
3. *Quantité.* — 1038 c. c. en moyenne. — Ne varie guère au delà

des limites extrêmes de 900 c. c. et 1300 c. c. — Dans les formes bénignes, moyenne = 1150 c. c.

4. *Densité.* — 1024 en moyenne. — Ne varie guère que de 1020 à 1030. — Dans les formes bénignes, moyenne = 1021,3.

5. *Matériaux solides.* — 52 gr. 30 en moyenne. — Varient de 45 à 68 grammes. — Dans les formes bénignes, moyenne 50 gr. 54.

6. *Odeur.* — Urineuse fade.

7. *Réaction.* — Très-acide.

8. *Sédiments.* — Dans 16 p. 100 des urines.
Par ordre de fréquence. A. Urates d'ammoniaque. — B. Urates de soude. — C. Acide urique. — D. Flocons purulents. — E. Graisse. — F. Phosphate ammoniaco-magnésien. — G. Sang. — H. Indigose rare. — I. Cylindres rares. — J. Oxalate de chaux absent.

9. *Mucus.* — Toujours augmenté.

10. *Urée.* — 25 gr. en moyenne, soit une très-légère diminution sur la quantité qui correspond à l'état de santé. — Un peu plus élevée dans la période d'augment.

11. *Acide urique.* — Plus ou moins augmenté dans 70 p. 100 des urines. — Normal ou diminué dans 30 p. 100.

12. *Matières extractives.* — Presque toujours augmentation; 20 à 23 gr. en moyenne.

13. *Albumine.* — Constante dans toute la durée de la période d'état et la plus grande partie de la période d'augment. — Rarement très-abondante.

14. *Sucre.* — Jamais.

15. *Principes inorganiques.* — Très-diminués. — 6 grammes en moyenne.

16. *Chlorures.* — Très-diminués. — 3 gr. 70 en moyenne.

17. *Acide phosphorique total.* — Très-diminué. — 1 gr. 10 en moyenne.

18. *Phosphates terreux.* — Très-diminués dans plus de la moitié des urines.

19. *Sulfates.* — Un peu augmentés.

20. *Urohématine.* — Diminuée et souvent absente dans la période d'état.

21. *Indican.* — Constant avec plus ou moins d'abondance.

22. *Hémaphéine.* — Absente.

23. *Uroérythrine.* — Absente. — Quand elle existe, c'est un indice de complication pulmonaire.

2° *Syndrome*.

Période prémonitoire de la défervescence.

Cette période manque souvent dans les cas simples : elle est plus fréquente dans les formes moyennes, mais surtout dans les formes graves ; ce que nous en disons ici devra donc s'appliquer principalement à ces dernières. — Les caractères qui ne seront pas signalés à nouveau, sont ceux qui n'auront pas varié.

1. *Couleur.* — Orangé plus ou moins foncé.
2. *Aspect et consistance.* — Plus fluide.
3. *Quantité.* — Dépasse la normale et arrive parfois aux proportions d'une véritable polyurie. — Moyenne plus élevée souvent que celle de la défervescence = 1500 c. c.
4. *Densité.* — Plus basse qu'à la période d'état = 1020.
5. *Matériaux solides.* — Plus élevés qu'à la période d'état. — Plus élevés souvent que la moyenne de la défervescence.
6. *Odeur.* — Urineuse fade et fréquemment herbacée ou fétide.
7. *Réaction.* — Moins acide.
8. *Sédiments.* — Urates d'ammoniaque. — Urates de soude.
10. *Urée.* — Légère augmentation.
12. *Matières extractives.* — Légère augmentation.
13. *Albumine.* — Oscillations de sa quantité, affectant le type descendant dans les formes graves. — Disparition transitoire dans les formes bénignes.
16. *Chlorures.* — Légère augmentation sur la période précédente.
18. *Phosphates terreux.* — Légère augmentation sur la période précédente et retour à l'état normal.
20. *Urohématine.* — Augmentation sur la période précédente et retour à l'état normal. — La réaction donne une teinte rose plus ou moins manifeste.
21. *Indican.* — Diminution sur la période précédente.
22. *Hémaphéine.* — Rarement traces.
23. *Uroérythrine.* — Absente.

3e *Syndrome*.

Période de la défervescence.

1. *Couleur.* — Orangée.
3. *Quantité.* — En moyenne, 1213. c. c., c'est-à-dire plus élevée qu'à la période d'état, mais un peu moins élevée que la quantité de la période précédente, quand celle-ci a existé, ce qui n'est pas très-fréquent dans les formes simples. La quantité est donc, à la défervescence, en raison directe de la gravité de la maladie à sa période d'état.
4. *Densité.* — 1019,9, soit une diminution sur la période d'état.
5. *Matériaux solides.* — 53 gr. 40, soit une légère augmentation sur la même période.
6. *Odeur.* — Fétide. ammoniacale, herbacée. — Odeur de marée, plus fréquente que l'odeur urineuse fade.
7. *Réaction.* — Alcaline.
8. *Sédiments.* — Plus fréquents qu'à la période d'état.
   Par ordre de fréquence :
   — A. Phosphate ammoniaco-magnésien. — B. Flocons purulents. — C. Urates d'ammoniaque. — D. Graisse. — E. Urates de soude. — F. Indigose, sang, pigments, dépôts rosaciques, cylindres, rares. — G. Oxalate de chaux, acide urique, absents.
10. *Urée.* — 20 gr. 80, soit une diminution sur les phases précédentes, égalant un cinquième environ.
11. *Acide urique.* — Diminution sur les périodes précédentes. — D'une manière absolue, est normal ou diminué dans plus de la moitié des urines.
12. *Matières extractives.* — Grandes variations. — Augmentent ou diminuent sans qu'on puisse rendre exactement, par un chiffre, la moyenne de leurs oscillations. — Elles sont généralement en proportion inverse de l'urée.
13. *Albumine.* — Légère augmentation au début de la période.— Mais décroissance rapide et disparition assez fréquente vers la fin de cette phase.
15. *Matières inorganiques.* — Augmentent = 12 gr.
16. *Chlorures.* — 7 gr. 20, augmentation sur la période d'état.

17. *Acide phosphorique.* — Augmente sur les périodes précédentes, mais moins que les chlorures.
18. *Phosphates terreux.*—Augmentent sur les périodes antérieures
dans plus de la moitié des urines (retour à la proportion de
l'état de santé).
19. *Sulfates.* — Diminuent sur les périodes précédentes et sur les
proportions normales.
20. *Urohématine.* — Retour à la normale et à la teinte rosée, avec
augmentation sur la phase d'état.
21. *Indican.* — Diminue de fréquence et d'abondance.
22. *Hémaphéine.* — Absente.
23. *Uroérythrine.* — Dans un cinquième des urines.

4e **Syndrome**.

Période prémonitoire de la convalescence.

Cette période est fréquente dans les cas graves et rare
dans les autres.

3. *Quantité.* — Augmente fréquemment sur la période de défervescence.
5. *Matériaux solides.* — La quantité éliminée le dernier jour de la
défervescence dépasse celle qui a été rendue la veille et
celle qui sera rendue le premier jour de la convalescence.

5e **Syndrome**.

Période de la convalescence.

1. *Couleur.* — Orangé pâle. — Jaune pâle.—Aqueuse. —Normale.
2. *Aspect et consistance.* — Trouble.—Devient claire peu à peu.—
Très-mobile.
3. *Quantité.* — 1491 en moyenne. — Peut s'élever beaucoup plus
haut. — L'absence de polyurie est rare.
4. *Densité.* —1017,8, c'est-à-dire le chiffre de l'état de santé.
5. *Matériaux solides.* — Moyenne, 56 gr. 29, soit une faible augmentation sur le taux des périodes précédentes.
6. *Odeur.* — Toutes celles de la défervescence, plus l'odeur sulfureuse. — Odeur normale après la reprise de l'alimentation.

7. *Réaction.* — Alcaline fixe transitoirement. — Alcaline ammoniacale.

8. *Sédiments.* — Moins fréquents qu'aux périodes précédentes.
Par ordre de fréquence :
— A. Phosphate ammoniaco-magnésien. — B. Urates d'ammoniaque. — C. Urates de soude. — D. Flocons purulents. — E. Acide urique. — F. Oxalate de chaux et autres sédiments, exceptionnels.

9. *Mucus.* — Encore assez augmenté.

10. *Urée.* — Moyenne = 16 gr. 35. — Diminution d'un cinquième
sur la période précédente. — Augmente un peu après la
reprise de l'alimentation.

11. *Acide urique.* — Normal ou diminué dans quatre cinquièmes
environ des urines.

12. *Matières extractives.* — Diminuent sur les périodes précédentes et s'abaissent même parfois au-dessous de la normale.

13. *Albumine.* — Quand elle n'a pas disparu à la fin de la défervescence, elle cesse dans les premiers jours de la convalescence, pour reparaître dans les cas d'alimentation prématurée.

14. *Sucre.* — Jamais.

15. *Principes inorganiques.* — Moyenne, 18 gr. 30. — Augmentation considérable sur les périodes antérieures. — Augmentation d'un tiers environ sur l'état normal.

16. *Chlorures.* — Moyenne, 14 gr. — Augmentation considérable
sur les périodes précédentes. — Augmentation de 40 p. 100
sur l'état normal.

17. *Acide phosphorique total.* — Augmente un peu sur la période
précédente. — Retour à l'état normal qu'il dépasse de peu,
habituellement.

18. *Phosphates terreux.* — Normaux ou légèrement augmentés
dans plus des deux tiers des cas.

19. *Sulfates.* — Diminuent sur les périodes précédentes et sur l'état
normal.

20. *Urohématine.* — Normale ou augmentée dans les trois quarts
des urines.

21. *Indican.* — Retour passager au début de cette période. — Cesse
très-rapidement.

22. *Hémaphéine.* — Absente.

23. *Uroérythrine.* — Traces, dans un cinquième des urines.

B. Syndromes urologiques de la fièvre typhoide grave

6ᵉ *Syndrôme*

Périodes d'augment et d'état (1).

1. *Couleur.* — Bouillon de bœuf avec prédominance des tons foncés rougeâtres, brunâtres et verdâtres.
3. *Quantité.* — 1024 en moyenne. — Diminution insignifiante sur la quantité que l'on trouve dans les formes moyennes.
4. *Densité.* — 1022,8. — Un peu moins élevée que dans la forme moyenne.
5. *Matériaux solides.* — Moyenne, 51 gr. — Un peu moins élevée que dans les formes communes.
8. *Sédiments.* — Un peu moins nombreux que dans les formes sim_ples (12 p. 100 des urines).
Par ordre de fréquence :
 A. Flocons purulents. — B. Urates d'ammoniaque. — C. Graisses. — D. Globules sanguins ou hémoglobine. — E. Urates de soude. — F. Acide urique. — G. Phosphate ammoniaco-magnésien.
10. *Urée.* — Moyenne, 23 gr. 7; soit un peu moins que dans les formes simples.
11. *Acide urique.* — Un peu moins souvent augmenté que dans les formes simples.
12. *Matières extractives.* — Augmentées sur l'état normal, mais un peu moins élevées que dans les formes simples.
13. *Albumine.* — Plus fréquente et plus abondante que dans les formes simples.
18. *Phosphates terreux.* — Diminuent bien plus souvent que dans les formes simples.
20. *Urohématine.* — Diminue bien plus souvent que dans les formes simples.
21. *Indican.* — Plus abondant que dans les formes simples.

(1) Les caractères qui ne sont pas indiqués, sont ceux qui ne diffèrent en rien des caractères de la période correspondante dans les formes moyennes.

22. *Hémaphéine*. — Absente, à moins qu'il ne survienne brusquement des accidents cérébraux et spinaux, auquel cas on peut trouver parfois des traces de ce pigment.

23. *Uroérythrine*. — Absente.

7° **Syndrôme**

Période de la défervescence.

1. *Couleur*. — Orangé foncé, tirant plus ou moins sur le ton grenadine.

3. *Quantité*. — Moyenne, 1530 c. c. — Véritable polyurie plus élevée et plus fréquente que dans les formes simples.

4. *Densité*. — 1017.6.

5. *Matériaux solides*. — 56 gr. 50; soit une augmentation assez notable sur la période précédente, ce qui n'a pas lieu dans les formes simples.

8. *Sédiments*. — Dans 30 p. 100 des urines, plus fréquents que dans les formes simples.

Par ordre de fréquence :

A. Phosphate ammoniaco-magnésien. — B. Urates de soude. — C. Urates d'ammoniaque. — D. Flocons purulents. — E. Acide urique. — F. Globules sanguins ou hémoglobine.

10. *Urée*. — Moyenne, 23 gr. 2; pas de diminution sur la période précédente.

11. *Acide urique*. — Plus souvent augmenté que dans les formes bénignes, quoiqu'il y ait une diminution sensible sur les périodes précédentes. — D'une manière absolue, normal ou diminué dans moins de la moitié des urines.

12. *Matières extractives*. — Généralement plus abondantes que dans la période précédente.

13. *Albumine*. — Recrudescence à la première partie de cette période. — Décroissance très-lente. — Persiste encore à la fin des oscillations descendantes,

18. *Phosphates terreux*. — Augmentent moins fréquemment que dans les formes moyennes et dans moins de la moitié des cas. — Les augmentations sont moins grandes que dans ces dernières formes et n'arrivent pas toujours aux proportions de l'état de santé.

20. *Urohématine.* — Retour à la normale et à la teinte rose. - Mais cette augmentatien sur la période d'état est moins fréquente et moins prononcée que dans les cas bénins.

21. *Indican.* — Diminue moins de fréquence et d'abondance que dans les cas simples.

22. *Hémaphéine.* — Absente.

23. *Uroérythrine.* — Dans la moitié des urines environ. — Signification critique.

8° *Syndrôme*

Période de convalescence.

1. *Couleur.* — Retour progressif aux teintes normales, mais les tons orangés foncés persistent plus longtemps que dans les formes simples.

3. *Quantité.* — 1685 c. c. — Polyurie plus considérable que dans les formes simples.

4. *Densité.* — 1015.7. — Plus abaissée que dans les formes simples.

5. *Matériaux solides.* — 60 gr. 13, soit une augmentation notable sur les périodes précédentes et un taux plus élevé qu'à la période correspondante des formes simples.

8. *Sédiments.* — 4 fois plus fréquents qu'à la période d'état. — Existent dans la moitié des urines. — Catarrhe des voies urinaires presque constant.
Par ordre de fréquence :
A. Pus. — B. Phosphate ammoniaco-magnésien. — C. Urates d'ammoniaque. — D. Urates de soude. — E. Graisse. — F. Globules rouges ou hémoglobine. — G. Acide urique.

10. *Urée.* — Moyenne, 22 gr. 1, soit une diminution presque insensible sur les périodes précédentes.

11. *Acide urique.* — Un peu plus souvent augmenté que dans les formes bénignes. — Diminue sur les périodes précédentes. — Normal ou diminué dans deux tiers des urines.

12. *Matières extractives.* — Quantité très-variable. — En général, se rapprochent peu à peu de l'état normal.

13. *Albumine.* — Disparaît rarement avant le dixième jour. — A l'état de traces plus ou moins accusées.

17. *Acide phosphorique total.* — Plus élevé qu'à la période d'état — Dépasse un peu l'état normal.

18. *Phosphates terreux.* — Augmentent notablement sur les périodes précédentes. — Plus abondants que dans les formes bénignes.

20. *Urohématine.* — Revient plus lentement à la normale que dans les formes simples,

21. *Indican.* — Ne disparaît que lentement. — Retours passagers, mais en très-faible proportion.

22. *Hémaphéine.* — Absente.

23. *Uroérythrine.* — Traces dans un tiers des urines.

C. Syndromes urologiques de la fièvre typhoïde qui se termine par la mort

9° *Syndrôme*

Cas mortels pris en général.

3. *Quantité.* — 922 c. c.

4. *Densité.* — 1021.

5. *Matériaux solides.* — 45 gr. 55 : soit pour ces trois caractères, un abaissement notable sur le chiffre des formes moyennes et graves.

6. *Odeur.* — Très-fade.

7. *Réaction.* — Très-acide.

8. *Sédiments.* — Très-fréquents. — Dans les deux cinquièmes des urines environ.

Par ordre de fréquence :

A. Globules blancs. — B. Globules rouges ou hémoglobine. — C. Graisse. — D. Indigose. — E. Cylindres. — F. Phosphate ammoniaco-magnésien. — G. Urates de soude. — H. Urates d'ammoniaque. — I. Acide urique.

9. *Mucus.* — Très-augmenté.

10. *Urée.* — En moyenne, 10 gr. 67. — Les limites extrêmes ont été de 4 gr. 86 et 21 gr — Le chiffre moyen répond à la majorité des cas.

11. *Acide urique.* — Augmente dans les deux tiers des urines ; un peu plus souvent que dans les formes graves et moyennes.

12. *Matières extractives.* —Variations considérables de 10 à 25 gr. — Le chiffre le plus bas correspond aux terminaisons les plus rapides.

13. *Albumine.* — Très-abondante. — Augmente en général jusqu'à la mort.

14. *Sucre.* — Jamais.

15. *Principes inorganiques.* — 4 gr. 50 ; plus abaissés que dans les formes graves et moyennes.

16. *Chlorures.* —2 gr. 50 ; plus abaissés que dans les formes graves et moyennes.

17. *Acide phosphorique total.* — Plus diminué que dans les formes graves et moyennes.

18. *Phosphates terreux.* — Grandes variations. — La moyenne générale est impossible à établir d'une manière exacte.

20. *Urohématine.* — Le plus souvent diminuée — Quand il existe des variations, elles sont subordonnées aux formes de la maladie.

21. *Indican.* — Constant et très-abondant.

22. *Hémaphéine.* — Absente.

24. *Uroérythrine.* — Rare.

10° **Syndrôme**

Forme adynamique mortelle.

1. *Couleur.*—Bouillon vert glauque.—Souvent brune aux approches de la mort.

2. *Aspect, consistance.* — Très-trouble. — Très-visqueuse.

3. *Quantité.* — 884 c. c. — Forme qui abaisse le plus la quantité de l'urine.

4. *Densité.* — 1019,8.

5. *Matériaux solides.* — 40 gr. 95.—Forme qui diminue le plus ces matériaux.

11. *Acide urique.* —Diminue aux approches de la mort.

12. *Matières extractives.* — Peu augmentées.

20. *Urohématine.* — Toujours diminuée ou absente.

21. *Indican.* — Atteint son maximum dans cette forme.

22. *Hémaphéine.*— Absente.

23. *Uroérythrine.* — Absente.

11ᵉ **Syndrome**.

Forme rénale mortelle.

1. *Couleur.* — Rouge plus ou moins sanguinolente. — Apparence brightique.
3. *Quantité.* — 1125 c.c. Plus élevée que dans les autres formes mortelles.
4. *Densité.* — 1019,6.
5. *Matériaux solides.*—52 gr. 96. - Plus élevés que dans les autres formes mortelles.
6. *Odeur.* — Pain bouilli.
8. *Sédiments.* — Constants.
   Par ordre de fréquence :
   A. Globules rouges et hémoglobine. B. Globules blancs. C. Cylindres. D. Graisse. E. Autres principes rares.
11. *Acide urique.* — Peu augmenté.
20. *Urohématine.* — Diminuée ou absente.
21. *Indican.* — Alternatives assez grandes dans son abondan
22. *Hémaphéine.* — Absente.
23. *Uroérythrine.* — Absente.

12ᵉ **Syndrome**.

Forme thoracique mortelle.

1. *Couleur.*—Au début, teinte jaune verdâtre glauque, qui pas bientôt aux nuances rougeâtres.
3. *Quantité.* — 903 c.c.
4. *Densité.* — 1022,6. Plus élevée que dans la moyenne des forme mortelles.
5. *Matériaux solides.* — 43 gr. 21. Ces trois caractères éprouven dans le cours de la maladie d'assez grandes alternatives d'augmentation et de diminution.
6. *Odeur.* — Fade, mais souvent aussi urineuse aromatique.
8. *Sédiments.* — Moins fréquents que dans les autres formes mortelles.
11. *Acide urique.* — Plus souvent augmenté que dans les autre formes mortelles.

20. *Urohématine.* — Le plus souvent normale.—Quelquefois augmentée.

21. *Indican.* — Alternatives assez grandes dans son abondance.

22. *Hémaphéine.* — Assez fréquente.

23. *Uroérythrine.* — Assez fréquente.

13e Syndrome.

Forme ataxique mortelle.

1. *Couleur.* — Jaune assez foncé avec reflets rouges ou bruns.

17. *Acide phosphorique total.* — Reste souvent à des proportions normales.— Parfois même augmente un peu.

18. *Phosphates terreux.* — Augmentation fréquente et plus ou moins sensible.—Cette augmentation n'a pas lieu dans les cas de diarrhée abondante.

20. *Urohématine.* — Diminuée ou absente.

21. *Indican.* — Quantité presque toujours considérable.

22. *Hémaphéine* — Absente.

D. SYNDROMES UROLOGIQUES RÉPONDANT A CERTAINES VARIÉTÉS DE FIÈVRE TYPHOÏDE DANS LES CAS NON MORTELS

14e Syndrome.

Fièvre typhoïde débutant avec des allures inflammatoires, comme une affection a frigore.

Ce syndrome est essentiellement transitoire; il se modifie avec l'apparition des accidents typhoïdes et prend peu à peu le type du syndrôme n° 1.

1. *Couleur.* — Ambrée plus ou moins rouge.

2. *Aspect.* — Réfringent.

8. *Sédiments.* — Fréquents.—Urates de soude et d'ammoniaque.

10. *Urée.* — Plus abondante que dans le syndrome no 1.

11. *Acide urique.* — Plus augmenté que dans le syndrome n° 4.

12. *Matières extractives.* - Moins augmentées que dans le syndrome n° 1.

13. *Albumine.* — Fréquente, mais traces.
20. *Urohématine.* — Normale ou augmentée.
21. *Indican.* — Peu abondant.
22. *Hémaphéine.* — Assez fréquente.

15ᵉ Syndrome.

*Fièvre typhoïde débutant par des symptômes graves assez rapide-
ment calmés.*

Quand cessent les accidents ataxiques, spinaux, etc.,
qui ont marqué le début de la maladie, ce syndrome revient peu à peu au type de la fièvre typhoïde commune
de moyenne intensité.

1. *Couleur.* — Les tons foncés à reflets rouges sont aussi fréquents
que la teinte bouillon de bœuf.
3. *Quantité.* — Assez diminuée.
11. *Acide urique.* — Très-abondant.
13. *Albumine.* — Abondante dès le début de la maladie. —Diminue
avec l'apaisement des symptômes graves.
17. *Acide phosphorique total.* — Peu diminué.
18. *Phosphate terreux.* — Habituellement augmentés.
20. *Urohématine.* — Normale et parfois un peu augmentée.
21. *Indican.* — Constant et abondant.
22. *Hémaphéine.* — Assez fréquente.

E. SYNDROMES UROLOGIQUES RÉPONDANT AUX RÉVERSIONS DE LA
FIÈVRE TYPHOÏDE.

16ᵉ Syndrome.

*Fièvres typhoïdes devant récidiver : période de convalescence.
Syndrome prémonitoire de la réversion.*

5. *Matériaux solides.* — Ils n'ont pas suivis, aux périodes décroissantes de la maladie, le type ascendant ou tout au moins
le type continu, caractéristiques de la fièvre typhoïde com-

muno ; mais ils ont diminué progressivement de la période d'état à la convalescence.

9. *Réaction.* — Acide.

41. *Acide urique.* — Elévation de sa quantité.

13. *Albumine.* — Persiste pendant toute la durée de la convalescence.

21. *Indican.* — Persiste pendant toute la durée de la convalescence.

17° *Syndrome.*

Périodes de la réversion.

1. *Couleur.* — La teinte orangée plus ou moins pâle de la convalescence vire peu à peu au jaune rouge verdâtre quand la réversion est grave: dans la réversion bénigne, il n'y a qu'une légère accentuation de la teinte primitive.

3. *Quantité.* — Polyurie persiste durant les premiers jours de la période d'état dans les réversions bénignes et cesse rapidement dans celles qui sont graves. — Peu de polyurie de la convalescence.

5. *Matériaux solides.* — Sont moins abondants à la période d'état que dans la défervescence de la première atteinte. Suivent par rapport aux périodes de la réversion le type descendant, et pendant la convalescence de celle-ci, s'abaissent à des chiffres très-inférieurs, 38 gr. 80. Cet abaissement porte surtout sur les matériaux organiques contenus dans l'urine.

20. *Urohématine.* — La teinte rose de la convalescence disparaît dans les deux à trois premiers jours de la réversion, quand celle-ci est grave. Au contraire le chromatogène diminue, mais reste rose, quand la réversion est bénigne.

21. *Indican.* — Abondant à toutes les périodes de la réversion quand celle-ci est grave. Peu abondant quand elle est bénigne.

F. SYNDROME UROLOGIQUE D'UNE ÉVOLUTION TUBERCULEUSE PENDANT LA CONVALESCENCE DE LA FIÈVRE TYPHOÏDE.

18ᵉ *Syndrome.*

1. *Couleur.* — Persistance des tons jaune rougeâtres, plus ou moins foncés.

3. *Quantité.* — Peu de polyurie.
20. *Urohématine.* — Assez augmentée.
21. *Indican.* — Persistance pendant un temps fort long.
23. *Uroérythrine.* — Fréquente.

On aurait pu multiplier encore ces syndromes et leur donner à tous une étendue beaucoup plus longue, en relatant dans chacun d'eux les variations de chaque caractère de l'urine ; mais comme c'eût été faire double emploi avec le chapitre précédent, je n'ai noté que les points distinctifs les plus essentiels.

CHAPITRE III

De la Valeur diagnostique des signes fournis par les Urines de la fièvre typhoïde

SYNDROMES UROLOGIQUES DE QUELQUES-UNES DES MALADIES QUE L'ON PEUT CONFONDRE AVEC LA DOTHIÉNENTERIE

La dothiénentérie peut être confondue avec toutes les affections qui, à un moment donné de leur évolution, s'accompagnent de symptômes typhoïdes. Si, dans la plupart des cas, le diagnostic est posé sûrement, grâce aux procédés ordinaires de la séméiologie, dans d'autres, au contraire, la difficulté est telle que le clinicien reste dans le doute et suspend son jugement, jusqu'à l'arrivée d'un signe qui lui permette d'incliner d'un coté ou de l'autre : les erreurs commises sont même assez fréquentes.

Les syndromes que nous venons d'établir possèdent-ils une valeur diagnostique qui puisse s'associer aux signes que l'on utilise déjà, en clinique, pour fixer l'existence d'une fièvre typhoïde, et cette valeur peut-elle s'étendre au diagnostic différentiel des diverses formes et périodes de là maladie? Telle est la question que je vais tenter de résoudre.

Mais l'on peut dire dès à présent que la réponse à cette demande est formellement affirmative et la *règle* suivante peut-être posée : *quand dans une maladie d'apparence typhoïde, on hésitera entre une fièvre continue et une des affections qui revêtent le même aspect, si, tous les autres signes absolus faisant défaut, l'on trouve le syndrome urologique de la fièvre typhoïde, il sera utile de joindre ce signe à ceux qui militent en faveur d'une dothiénentérie et l'on pourra poser le diagnostic de cette maladie.*

Cette règle est fondée, d'abord sur la précision et la constance des caractères que présente.l'urine dans la fièvre typhoïde, à la condition que l'on fasse bien la part des périodes, des formes et des complications, et ensuite sur ce fait capital, que les syndromes urologiques des maladies qui revêtent une apparence typhique, constituent des groupes assez nettement séparés de tout ce que nous avons vu jusqu'à présent; cela donne donc au syndrome général de la fièvre continue une valeur plus grande encore, qui arrive presque aux proportions d'un fait pathognomonique, si tant est, je le répète encore, qu'il se rencontre dans une maladie que l'on puisse confondre avec la fièvre typhoïde, qu'il ne soit point isolé et qu'il existe d'autres symptomes, qui fasse songer à l'existence de cette affection.

Reste maintenant à démontrer cette proposition, et la manière la plus simple de faire cette démonstration, est d'étudier l'urologie des maladies typhoïdes, de leur constituer des syndromes et de chercher en quoi ceux-ci se rapprochent et en quoi ils diffèrent des syndromes de la dothiénentérie ; puis, de voir si les différences sont d'ordre assez précis et assez constant pour qu'ils soient bien franchement séparés de tous ceux que l'on trouve dans la fièvre typhoïde. Aujourd'hui ce point est le seul que j'aie à élucider, car la raison d'être de ces différences, *la question de savoir si les syndromes des maladies similaires ont une valeur diagnostique propre, au point de vue de la maladie dans laquelle on les trouve,* touchent à des questions de physiologie pathologique dont l'examen étendrait démesurément les limites de ce mémoire.

Mais avant d'examiner les preuves de cette règle, il n'est pas inutile de donner un *exemple* des résultats pratiques auxquels peut conduire son application.

En janvier 1876, on apporta à l'hopital Lariboisière, une femme de 32 ans, plongée dans un état semi-comateux et ne répondant que par des paroles incohérentes aux questions qu'on lui adressait. On n'avait pu obtenir aucun renseignement sur elle: on ne connaissait ni ses antécédents, ni la date du début de la maladie. La face était grippée et très altérée ; le ventre était météorisé et très douloureux, la rate assez grosse ; on constatait en outre: des efforts de vomissements continus, une diarrée assez abondante, verdâtre, fétide, involontaire ; la langue était recouverte d'un enduit blanc jaunâtre encore assez humide ; il n'y avait rien dans la poitrine, rien dans le cœur, pas de trace d'épistaxis, pas de taches rosées ; la peau était froide et sèche ; la température axillaire s'élevait à 37 ; prise dans le vagin, elle ne montait qu'à 37.2. En outre, la malade perdait une grande quantité de sang par cet organe.

La première idée qui nous vint fut que nous avions devant les yeux une fièvre typhoïde adynamique, mais l'intensité de la douleur abdominale, et surtout l'état de la température, étaient de nature à inspirer de grands doutes, car l'on ne pouvait guère s'appuyer que sur le volume de la rate, le météorisme, la diarrhée et la stupeur. Je sais bien que ce fait pouvait se rapprocher, soit de la fièvre typhoïde adynamique en état de *collapsus*, soit des cas qui ont été étudiés par Louis (1), sous le nom de fièvre typhoïde latente, et par Vallin (2) qui les nomme : *fièvre typhoïde ambulative ou apyrétique grave* ; mais l'étude de ces formes repose encore sur trop peu d'observations pour qu'on puisse actuellement l'utiliser à coup sûr dans l'établissement d'un diagnostic. Comme la voix était éteinte, le facies abdominal, le pouls fréquent et remarquablement petit, le ventre très-douloureux, on pouvait songer à une péritonite ; le toucher vaginal était assez douloureux au niveau des culs-de-sac du vagin, mais l'utérus était petit, mobile, non sensible au ballottement : bref, l'incertitude était grande. On examina l'urine : elle présentait exactement le syndrôme qui a été assigné plus haut aux cas de fièvre typhoïde adynamique qui se sont terminés par la mort. Si toutes les hésitations ne furent pas tranchées, cet examen donna un tel appui à notre

(1) Louis. Recherches sur la gastro-entérite, 1829.

(2) Vallin. De la forme ambulative ou apyrétique grave de la fièvre typhoïde. *Archives générales de médecine*, 1873.

Griesinger n'admet pas les formes apyrétiques ; M. H. Roger en cite un cas fort net dans ses Recherches cliniques sur les maladies des enfants, 1872. J'en rapporte moi-même une observation dans une note de ce travail.

première opinion, qu'en l'absence de tout ensemble séméiologique certain, nous inclinâmes du côté de la fièvre continue. La malade mourut le lendemain, et l'autopsie justifia toutes nos prévisions.

A l'hôpital Beaujon, M. Gubler précise et confirme journellement ses diagnostics par l'examen des urines, et tout ceux qui ont suivi son service, ont pu voir se réaliser souvent des exemples analogues à celui que je viens de citer.

Cherchons maintenant à fixer les syndrômes de quelques-unes des *maladies qui peuvent s'accompagner de symptômes typhoïdes*, en les comparant, dans chaque cas, aux syndrômes de la dothiénentérie.

I° — TUBERCULOSE MILIAIRE AIGUE.

Cette maladie est une de celles que l'on confond le plus facilement avec la fièvre typhoïde. Entre autres caractères communs, elle peut avoir : la diarrhée, le météorisme, la tuméfaction splénique, la céphalalgie, le délire, la rougeur et la sécheresse de la langue ; parfois même, les épistaxis et les taches rosées lenticulaires, etc. Il est des cas où les signes physiques eux-mêmes sont tellement confus, qu'on ne peut guère baser le diagnostic que sur la courbe thermométrique qui, comme l'a démontré M. Jaccoud, n'a pas la régularité cyclique propre à la fièvre typhoïde.

Or, dans les cas de ce genre, si l'on pouvait ajouter au caractère de la température un syndrôme d'une autre nature, tous deux gagneraient en valeur diagnostique et quelques erreurs pourraient être évitées.

Le syndrôme urologique de la tuberculose miliaire aiguë est d'une assez grande netteté; il ne peut pas servir à caractériser la maladie comme le syndrôme de la fièvre typhoïde, mais il présente avec ce dernier des différences essentielles dont nous chercherons l'utilisation au point de vue du diagnostic des deux affections.

19⁰ *Syndrôme* (1)

1. *Couleur.* — Habituellement rouge très-foncé, atteignant parfois le rouge sanguinolent; les tons ambrés rouges sont la règle; les autres couleurs (jaune, verdâtre, etc.) sont d'une extrême rareté; quand elles existent, leurs tons sont toujours très-foncés et elles n'interviennent guère qu'à titre de reflets.
2. *Aspect et consistance.* — L'urine est beaucoup plus souvent claire que trouble; douée toujours d'une certaine réfringence. Consistance assez épaisse.
3. *Quantité.* — Plus diminuée que dans la fièvre typhoïde,
4. *Densité.* — 1028-1032.
5. *Matériaux solides.* —Variations assez notables, que la difficulté de recueillir l'urine des vingt-quatre heures vient encore augmenter.
6. *Odeur.* — Urineuse plus ou moins forte.
7. *Réaction.* —Très-acide. Mais dans deux cas, l'urine présenta à l'émission une alcalinité causée par la présence des bases fixes.
8. *Sédiments.* — Presque constants; dans quatre cinquièmes des urines; rosaciques dans 40 p. 100 des urines; généralement très-abondants.

    On y trouve, par ordre de fréquence:

    A. Urates de soude pulvérulents. — B. Mucus.— C. Urates d'ammoniaque. — D. Oxalate de chaux. — E. Phosphate ammoniaco-magnésien. — F. Globules blancs. — G. Cylindres colloides.
9. *Mucus.* — Abondant.

(1) Ce syndrome résume l'examen comparé de 6 observations.

10. *Urée.* — Augmentation assez sensible (fait déjà constaté par
    Harley).

11. *Acide urique.* — Augmentation bien plus considérable que dans
    la fièvre typhoïde ; peut atteindre 4 et 5 fois les quantités
    normales (1).

13. *Albumine.* — Beaucoup moins fréquente que dans la fièvre
    typhoïde ; quand elle existe, on la trouve rarement avec
    l'abondance qui caractérise les formes mortelles de la do-
    thiénentérie.

14. *Sucre.* — Absent.

16. *Chlorures.* — Toujours diminués, mais dans des proportions
    qui diffèrent peu de la fièvre typhoïde.

18. *Phosphates terreux.* — Généralement un peu augmentés.

20. *Urohématine.* — Toujours augmentée ; atteint parfois des pro-
    portions considérables.

21. *Indican.* — Moins abondant que dans la fièvre typhoïde ; est
    ordinairement en rapport avec la diarrhée, ce qui n'arrive
    pas toujours dans cette première maladie.

22, 23. *Hémaphéine et Uroérythrine.*—Constantes et plus ou moins
    abondantes.

Si nous cherchons dans les divers syndrômes de la
fièvre continue, celui qui possède les points de contact
les plus nombreux avec le syndrôme de la tuberculose
miliaire aiguë à forme typhique, nous trouvons que
c'est celui de la dothiénentérie mortelle à forme thoracique, et de fait, c'est principalement avec cette forme
que la confusion est possible. Il est donc nécessaire
d'établir une comparaison entre ces deux syndrômes, et
de déterminer si les différences que l'on rencontre ont
une valeur assez sérieuse pour qu'on puisse les faire
entrer en ligne de compte dans le diagnostic et les ad-

(1) Cette quantité est parfois si considérable, que lorsque l'on traite
l'urine par l'acide nitrique, il se forme immédiatement un nuage blanc
que l'on pourrait prendre pour de l'albumine s'il n'était pas soluble
dans un excès d'acide.

joindre aux signes qui font incliner soit d'un côté, soit d'un autre,

On peut dire, d'une manière générale, que les caractères urologiques qui offrent quelques ressemblances dans les deux maladies, sont exagérés dans la tuberculose miliaire, tandis que dans la fièvre typhoïde, ils se présentent avec un aspect plus atténué : dans la première affection, ce sont les *lésions locales* qui retentissent le plus énergiquement sur l'urine; dans la seconde, c'est l'*état général*, l'état typhoïde, qui imprime surtout sa caractéristique au produit de la sécrétion rénale.

Les *caractères communs* proviennent de ce que, dans les deux cas, il existe une lésion pulmonaire et une désintégration exagérée dont tous les produits ne peuvent être éliminés au fur et à mesure que les éléments sont frappés de mort organique et arrêtés à un échelon de leur évolution vitale habituelle.

Les *différences* résultent de ce que, dans la fièvre continue, la lésion pulmonaire n'est qu'un accident, qu'une prédominance symptomatique, je n'oserais pas dire, une poussée congestive d'ordre éliminateur par une voie différente des émonctoires normaux, tandis que dans la tuberculose miliaire, c'est la lésion primordiale et dont l'état typhoïde n'est qu'une conséquence inconstante. La recherche des vestiges d'une lésion protopathique, se dégageant avec plus ou moins de netteté, au milieu des empreintes multiples dont les processus dérivés ont frappé la secrétion rénale, voilà la tâche à remplir pour le cas actuel et pour toutes les affections que l'on peut confondre avec la fièvre typhoïde. Le cadre est le même dans toutes les maladies que nous allons étudier successivement, maladies auxquelles s'appliquent aussi les réflexions qui précèdent.

Les *caractères urologiques communs* à la tuberculose miliaire aiguë et à la fièvre typhoïde mortelle, à prédominance thoracique, sont :

1 *Couleur*. — Variant du rouge foncé au rouge sanguinolent dans la tuberculose (hémaphéisme) où les tons jaunes n'existent qu'à l'état de reflets. Dans la fièvre typhoïde, si le rouge existe, c'est rarement comme ton fondamental. Pourtant, la confusion est possible, car dans la fièvre continue thoracique, on trouve parfois des couleurs d'un rouge franc.

6. *Odeur*. — Urineuse, plus ou moins forte dans les deux cas.

7. *Réaction*. — Très-acide. — Cependant l'alcalinité par les bases fixes a été rencontrée au moment même de l'émission dans la tuberculose. et n'a jamais été vue dans la fièvre typhoïde.

9. *Mucus*. — Abondant.

11. *Acide urique*. — Plus augmenté dans la fièvre typhoïde thoracique que dans les formes mortelles ordinaires, mais cette élévation est moins grande que celle qui a lieu dans la tuberculose.

16. *Chlorures*. — A peu près également diminués dans les deux maladies.

18. *Phosphates terreux*. — Très-variables dans les deux maladies, mais toujours augmentés dans la tuberculose.

Les *caractères distinctifs*, sans avoir une précision absolue, possèdent néanmoins une incontestable importance ; ce sont :

2. *Aspect et consistance*. — Claire dans la tuberculose.

3. *Quantité*. — Plus diminuée dans la tuberculose que dans la fièvre typhoïde.

4. *Densité*. — Moyenne = 1022,6 dans la fièvre typhoïde ; a varié de 1028 à 1032 dans la tuberculose.

8. *Sédiments*. — Beaucoup moins fréquents dans la fièvre typhoïde : fréquence de l'oxalate de chaux dans la tuberculose.

Albert Robin.   12

10. *Urée.* — Plus considérable dans la tuberculose.

13. *Albumine.* — Beaucoup moins fréquente que dans la fièvre typhoïde : peu abondante quand elle existe.

20. *Urohématine.* — Toujours augmentée dans la tuberculose, et souvent dans de grandes proportions. — Dans la fièvre typhoïde, elle est normale, plus rarement et moins considérablement augmentée.

21. *Indican.* Moins abondante dans la tuberculose ; est habituellement en rapport avec la diarrhée.

22 et 23. *Hémaphéine et Uroérythrine.* — Constantes et abondantes dans la tuberculose. — Assez fréquentes et peu abondantes dans la fièvre typhoïde.

Les *traits principaux* de ces tableaux sont: la diminution de *quantité*, l'augmentation de *densité*, de l'*urée*, la présence de *l'oxalate de chaux*, la *limpidité*, l'inconstance de l'*albumine*, l'augmentation de l'*urohématine*, la constance et l'abondance de l'*hémaphéine* et de l'*uroérythrine*. Si l'on hésite entre une fièvre typhoïde et une granulie, mais avec des signes plus plausibles en faveur de cette dernière, la réunion des caractères précédents, surtout si l'albumine manque, devra faire pencher du côté de la granulie le diagnostic encore incertain (1).

(1) Une femme de 32 ans, journalière, est apportée à l'hôpital de Lariboisière, sans qu'on puisse fournir aucun renseignement sur son compte. Elle a un délire continu, et porte autour des narines des traces d'épistaxis. La langue est rouge, sèche et fuligineuse. Le ventre tympanisé et douloureux à la pression : en outre, un peu de diarrhée. T. S. 40. Peau très-sèche. Rate peu augmentée de volume, mais très-douloureuse.

A l'auscultation de la poitrine, on ne trouve que de petits râles crépitans fins ; encore ces râles ne sont-ils bien nets que dans les grandes nspirations.

Au sommet droit, la respiration est un peu soufflante et des crépitations assez vagues sont perçues dans l'aisselle. Rien au cœur. Pouls très-petit, dicrote.

Le diagnostic restait fort indécis ; l'urine présentait le syndrome

Dans d'autres cas, la valeur diagnostique du syndrôme, persiste malgré la présence de l'albumine : c'est ainsi que j'ai recueilli une observation (1), où l'urine avait une couleur jaune peu foncé, rougeâtre par transparence et contenait une forte proportion d'albumine. Mais il n'y avait que des traces d'indigose, l'urohématine et l'hémaphéine y étaient en excès notable et surtout on y trouvait de l'uroérythrine en assez grande quantité pour teinter de rose un sédiment formé d'urates de soude pulvérulents, mélangés d'un peu d'oxalate de chaux : le malade, plongé dans une stupeur profonde, en proie à une fièvre violente, n'avait ni diarrhée, ni taches rosées : le ventre n'était ni ballonné, ni douloureux, la rate était grosse, mais des râles fins et secs étaient disséminés dans toute l'étendue des deux poumons, avec prédominance aux sommets. C'était en pleine épidémie de fièvre typhoïde : les symptômes urologiques, quoique incomplets, venaient ajouter leur valeur à celle des signes locaux et généraux, et cet ensemble, dont la plupart des parties avaient une signification commune, fit porter le diagnostic granulie, ce qui fut confirmé par l'autopsie.

n. 19, ce qui nous permit d'éliminer la fièvre typhoïde et d'incliner plutôt du côté de la tuberculose aiguë.

La malade mourut 4 jours après son entrée à l'hopital. L'autopsie révéla l'existence d'une granulose généralisée.

(1) Si je n'avais craint de donner à ce mémoire déjà bien long, des dimensions exagérées, j'aurais rapporté, sous le chef de pièces justificatives, les 67 observations de fièvre typhoïde et les 75 observations de maladies similaires qui ont servi de base à mes recherches. Mais les plus importants de ces cas ont été rapportés dans un travail adressé à l'assistance publique en août 1876, pour le concours de sortie de l'internat.

Comme toutes les règles générales, ces syndrômes ne sont point absolus ; mais les exceptions n'infirment en rien les faits les plus habituels, et dans le cas actuel comme dans ceux qui vont suivre, c'est une observation minutieuse et méthodique qui pourra seule fixer les variations des principaux caractères.

2° — PNEUMONIE TYPHOÏDE.

On peut appliquer à la pneumonie typhoïde les considérations qui viennent d'être exposées au sujet de la tuberculose miliaire aiguë, quoique la confusion soit beaucoup moins facile que lorsqu'il s'agit de cette dernière maladie.

Le syndrôme urologique de la pneumonie typhoïde procède à la fois du syndrôme de la pneumonie franche et de celui de l'état typhoïde ; il est capable de rendre des services au diagnostic, soit que la pneumonie typhoïde existe comme entité distincte, soit qu'une phlegmasie pulmonaire vienne compliquer la dothiénentérie. Dans cette dernière éventualité, cependant, les différences entre les deux syndrômes sont si incertaines qu'on ne devra user des signes urologiques que comme moyen de contrôle, le diagnostic ayant été posé.

20° Syndrôme (1)

1. *Couleur*. — Hémaphéisme dans 80 p. 100 des urines. — Couleur rouge foncé fréquente. — Teintes ambrées constantes.

(1) Ce syndrome résume 18 observations de pneumonie à caractères typhiques, dont 13 se sont terminés par la guérison et 5 par la mort.

2. *Aspect, consistance.*— Urine ordinairement claire et réfringente à l'émission. — Se trouble par le refroidissement. — Consistance assez épaisse.

3. *Quantité.* — On doit faire une distinction entre les cas qui se sont terminés par la *mort* et ceux qui ont guéri. Dans les premiers, la quantité s'abaisse plus encore que dans la fièvre typhoide et n'atteint que 848 c. c. Dans les cas *non mortels*, il faut, comme dans la fièvre typhoïde, différencier la période d'état de celle de la convalescence : la quantité de la première est en moyenne de 1000 c. c. ; celle de la deuxième atteint 1200 c. c.

4. *Densité.* — *Cas de mort.* — Moyenne, 1024.2. — *Cas de guérison.* — Période d'état, moyenne, 1026. — Défervescence et convalescence, moyenne, 1021.

5. *Matériaux solides.* — *Cas de mort.* — Plus abondants que dans les observations de fièvre typhoide mortelle, mais inférieurs en moyenne à 50 gr. (1). *Cas de guérison.* — Plus abondants que dans la fièvre typhoïde, 61 gr. — Diminuent habituellement pendant les périodes de défervescence et de convalescence (55 gr.).

6. *Odeur.* — Urineuse forte, plus ou moins aromatique, plus rarement fade. — Dans un cas, l'urine présenta pendant deux jours une odeur de fourrure des plus prononcées. — Etat ammoniacal très-rare, dépendant presque toujours du séjour de l'urine dans un vase malpropre.

7. *Réaction.* — Très-acide.

8. *Sédiments.* — Toujours sédimenteuse après un séjour un peu prolongé à l'air libre. — Mais sédiments rapidement déposés dans plus de 50 p. 100 des urines.

Leurs principes constituants sont par ordre de fréquence :
A. Mucus. — B. Urates de soude. — C. Urates d'ammoniaque. — D. Phosphate ammoniaco-magnésien. — E. Sang. — F. Acide urique.

Les dépôts rosaciques sont assez fréquents.

9. *Mucus.* — Abondant.

10. *Urée.* — Plus abondante que dans la fièvre typhoïde, mais moins élevée que dans la pneumonie franche. Elle égale en moyenne

(1) Les chiffres donnés par Becquerel, 23 gr. 46 et 23 gr. 39 sont beaucoup trop bas.

26 gr. 38, tandis qu'elle atteint 35 gr. 50 dans la pneumonie franche. A la période de convalescence, les différences sont assez grandes et tantôt l'urée augmente sur le chiffre de la période d'état, tantôt elle diminue, mais cette dernière modalité est plus rare et moins accusée que la première (1).

11. *Acide urique.* — Toujours plus augmenté que dans la fièvre typhoïde, mais moins que dans la pneumonie franche. — Atteint jusqu'au quintuple du chiffre normal. — Ordinairement ce chiffre est à peu près doublé, 0 gr. 80.

12. *Matières extractives.* — En moyenne, 11 gr. 10, pendant la période d'état des cas non mortels (2).

13. *Albumine* (3). — Aussi constante que dans la fièvre typhoïde. — Parfois très-abondante. — Sur 100 urines, elle n'a manqué que 6 fois, tout à fait au début de deux cas qui se terminèrent par la guérison.

(1) D'après les auteurs, dans la pneumonie franche, l'urée s'élèverait en moyenne entre 40 et 70 gr. Ce chiffre dépasse tous ceux que j'ai obtenus dans le cours de mes recherches, et la moyenne à laquelle je suis parvenu, paraît répondre à la grande majorité des cas : Voici des exemples :

A. Pneumonie franche, défervescence le 5e jour.

    Urée de la période d'état............. = 34,25

      —   —   convalescence...... = 40,41

B. Pneumonie franche, défervescence le 7e jour.

    Urée de la période d'état............. = 38,60

      —   —   convalescence...... = 38,20

C. Pneumonie franche, défervescence le 10e jour.

    Urée de la période d'état............. = 36,80

      —   —   convalescence...... = 39,60

(2) Aucun dosage de matières extractives n'a pu être effectué dans les cas mortels.

(3) Dans son article du *Dict. de méd. et de ch. pratiques*, M. Jaccoud dit : « L'urine est plus fréquemment albumineuse dans l'inflammation du poumon que dans toute autre maladie de l'appareil respiratoire. En réunissant les cas de Ringer, Parkes, Becquerel, on arrive à une proportion de 30 cas d'albuminurie sur 67 cas de pneumonie, soit 45 0/0. » t. 1er p. 541.

D'après M. Gubler : « C'est dans la pneumonie que l'urine se montre le plus habituellement chargée d'albumine ; le phénomène est directement proportionnel à l'étendue de l'hépatisation, surtout à la violence du travail phlegmasique et de la fièvre, ainsi qu'au caractère malin de celle-ci. »

14. *Sucre.* — Absent.

15. *Principes inorganiques.* — Moyenne, 5 gr. 80 à la première période et 10 gr. 80 à la convalescence (1),

16. *Chlorures.* — Beaucoup plus diminués que dans la fièvre typhoïde. — Moyenne, 0,95 dans les cas de mort et 1 gr. 20 dans les cas de guérison.—A la convalescence, les chlorures s'élèvent moins que dans la fièvre typhoïde, 7 gr. (2).

17. *Acide phosphorique total.* — Toujours diminué. — Mes chiffres personnels sont trop variables pour faire une moyenne à peu près exacte. Vogel donne 1 gr. 417.

18. *Phosphates terreux.* — Tendent à la diminution. — Sont un peu augmentés dans la moitié des urines, surtout chez les malades qui ont présenté des accidents cérébraux. — Si les patients guérissent, les phosphates terreux augmentent pendant la convalescence.

19. *Sulfates.* — Généralement un peu augmentés ; l'étude de ces sels est encore fort incomplète.

20. *Urohématine.* — Augmente chez tous les malades et dans des proportions souvent considérables. — Sur 100 urines, prises en bloc, on constate 86 fois cette augmentation.

21. *Indican.* — Très-fréquent et parfois assez abondant ; mais, malgré cela, n'a pas la constance que l'on observe dans la fièvre typhoïde. — Sur 100 urines prises en bloc, on trouve 66 fois de l'indican. — Ce principe peut manquer dans tout le cours de la pneumonie typhoïde mortelle, principalement chez les malades qui n'ont pas eu de diarrhée. — Enfin il est rare qu'il soit aussi abondant que dans la fièvre typhoïde, et ses variations suivent le plus souvent celles de la diarrhée.

22. *Hémaphéine.* — Très-fréquente, — Parfois très-abondante. — Sur 100 urines prises en bloc, on la trouve 74 fois. — Diminue, puis disparaît à la convalescence.

23. *Uroérythrine.* — A peu près constante, — Parfois très-abondante,—Ne manque dans aucune observation.—Sur 100 uri-

(1) Aucun dosage n'a pu être pratiqué pour les cas de mort.

(2) Vogel donne comme chiffres extrêmes des chlorures de la pneumonie, les chiffres de 0 gr. 30 à 2 gr. 60. Ces extrêmes peuvent être dépassés, et j'ai vu les quantités de 0 gr. 17 et de 3 gr. 40 à la période d'état.

nes prises en bloc, on la trouve 84 fois. — La quantité de ce
pigment est souvent en raison inverse de la quantité de l'hémaphéine.

Les urines qui se rapprochent le plus de ce type sont :
celles de la fièvre typhoïde à forme thoracique et celles
qui répondent aux cas où cette maladie débute avec des
accidents inflammatoires. La similitude avec cette dernière variété est si parfaite, que les deux syndromes per-
dent alors toute leur valeur diagnostique, à moins que
l'appareil inflammatoire du début ne disparaisse devant
l'invasion de l'état typhoïde qui donnera bientôt sa caractéristique à l'urine : mais pour ce qui concerne la
dothiénentérie thoracique, la distinction est parfois possible.

Les *caractères communs* sont :

1. *Couleur.* — Tons rouges plus ou moins foncés dans les deux cas
   (hémaphéisme); mais dans la pneumonie, les teintes ambrées
   rouge foncé sont constantes.
6. *Odeur.* — Urineuse plus ou moins forte et aromatique dans les
   deux cas.
7. *Réaction.* — Très-acide.
8. *Sédiments.* — Mêmes principes constituants dans les deux cas.
   — Dans la pneumonie les sédiments sont plus fréquents et
   formés de matériaux inorganiques.
9. *Mucus.* — Abondant.
11. *Acide urique.* — Augmenté dans les deux cas, mais un peu
    plus abondant dans la pneumonie.
13. *Albumine.* — Constante et plus ou moins abondante dans les
    deux cas.
16. *Chlorures.* — Très-diminués dans les deux cas; mais parfois
    absents dans la pneumonie typhoïde.
18. *Phosphates terreux.* — Diminués dans les deux cas.

Les *caractères distinctifs* sont :

3. *Quantité.* — Plus abaissée dans la pneumonie (848 c.c.) que dans
   la fièvre typhoïde (903 c.c.). — S'il s'agit de cas non mortels,
   il n'existe pas de différences sensibles, au point de vue de la
   quantité.
4. *Densité.* — Plus élevée dans la pneumonie, qu'il s'agisse de cas
   de mort ou de cas de guérison.
5. *Matériaux solides.* — Plus abondants dans la pneumonie que
   dans la fièvre typhoïde, qu'il s'agisse de cas de mort ou de
   cas de guérison.
10. *Urée.* — Plus élevée que dans la fièvre typhoïde (mort ou gué-
    rison).
16. *Chlorures.* — A la convalescence de la pneumonie, les chlo-
    rures s'élèvent moins, en général, que dans la période cor-
    respondante de la fièvre typhoïde.
20. *Urohématine.* — Augmente dans toutes les pneumonies et dans
    des proportions souvent considérables.
21. *Indican.* — Peut manquer dans tout le cours d'une pneumonie.
    — Rapports presque constants avec diarrhée.
22 et 23. *Hémaphéine et Uroérythrine.* — Ne manquent dans au-
    cune observation de pneumonie, avec des oscillations assez
    étendues (1).

L'apparition du syndrome n° 20, ou plutôt des caractères
distinctifs ci-dessus, lorsqu'il évoluera sur le type urologique de la fièvre typhoïde franche, devra faire redouter
une complication pulmonaire.

(1) PNEUMONIE DROITE AVEC SYMPTOMES TYPHOÏDES.

F..., âgée de 34 ans. Cette malade est plongée dans un état semi-
comateux et ne répond pas aux questious qu'on lui adresse. On sait
qu'elle est alitée depuis 8 à 10 jours et qu'elle est devenue subitement
sourde au début de sa maladie. Langue sèche, fendillée, noirâtre.
Ventre météorisé, douloureux. Un peu de gargouillement dans la fosse
iliaque droite. Rate normale. Pas de taches rosées lenticulaires. Diar-

3°. — GRIPPE.

M. Jaccoud dit au sujet de la grippe (1). « L'intensité
de la céphalalgie et de la fièvre, l'abattement et la prostration extrêmes, la violence des phénomènes gastro-
intestinaux, les épistaxis et la bronchite, enfin, les trou-
bles nerveux du début de la grippe, pourraient en imposer
pour une fièvre typhoïde, mais, en pareil cas, l'observation rigoureuse et soutenue de la température, les caractères du pouls, l'éruption des taches rosées lenticulaires,
le météorisme, les gargouillements et la douleur provo-
quée par la pression au niveau de la fosse iliaque, enfin,
l'augmentation du volume de la rate, suffiront à éclairer

rhée. Coma interrompu de temps à autre par du délire d'action. Fièvre
vive. Peau sèche. Pouls petit, tendu. Rien au cœur.

L'auscultation de la poitrine révèle, en arrière et à droite dans la
partie moyenne et à la base des poumons, un souffle tubaire intense,
mêlé de sous-crépitations ; matité, exagération des vibrations thoraciques : bronchophonie : quelques frottements dans les grandes inspi-
rations. Rien à gauche. Rétention d'urine. On extrait par la sonde
500^{cc} d'urine rouge foncé, très-acide, claire, inodore. Par le refroidissement, cette urine donne un sédiment couleur de minium, formé d'urates
de soude à l'état pulvérulent. Cette urine présentait les traits généraux du syndrome n. 20, avec cette différence que l'albumine n'existait qu'en traces à peine sensibles, ce qui n'aurait pas eu lieu avec
une fièvre typhoïde mortelle. Le diagnostic était facile par le simple
examen des signes locaux et généraux, mais s'il y avait eu doute,
entre une pneumonie et une fièvre typhoïde, l'examen de l'urine aurai^{t}
aidé à trancher la question. Le lendemain, délire violent, pouls petit,
mou, dépressible. Frottements à la base gauche. Même état à droite.
Diarrhée arrêtée. Mort à 8 h. du soir. — Autopsie : Hépatisation grise
dans le lobe inférieur du poumon droit. Congestion intense de la
base gauche avec un peu de liquide dans la plèvre. Rien dans l'intestin.

(1) Jaccoud. — Traité de pathologie interne, 5e édition.

le diagnostic, un instant obscurci par une similitude symptomatique plus apparente que réelle. »

Dans la dernière épidémie de fièvre typhoïde, nous avons eu l'occasion de voir, entre autres cas, 2 malades atteints de grippe et chez lesquels le diagnostic était rendu fort difficile, par la présence de l'état typhoïde, de la diarrhée, du météorisme, du gargouillement iliaque, du pouls dicrote et d'une abondante éruption de taches bleues.

Les caractères des urines dans ces deux cas, rapprochés des analyses faites plusieurs mois auparavant chez deux autres malades, forment un ensemble assez significatif pour qu'il soit réuni en syndrome (1).

21° *Syndrome*.

1. *Couleur*. — Jaune ambré variant des tons normaux aux nuances plus foncées, mais atteignant rarement l'hémaphéisme, quoique présentant sonvent des reflets rougeâtres.
2. *Aspect, consistance*. — Urine claire, — Peu épaisse, assez réfringente.
3. *Quantité*. — Assez diminuée, 900 c. c. — Revient à la normale après la défervescence, 1100 c. c.
4. *Densité*. — Très-augmentée, 1030 à 1038 en moyenne. — S'abaisse beaucoup après la défervescence.
5. *Matériaux solides*. — Très-augmentés, — Atteignent 70 gr., — Baissent à 40 gr. après la chute de la température
6. *Odeur*. — Urineuse assez forte.
7. *Réaction*. — Très-acide. — L'acidité diminue dans la deuxième période.
8. *Sédiments*. — Dans 25 p. 100 des urines environ, — Fréquemment rosaciques, — Presque toujours formés d'urate de soude.
9. *Mucus*. — Très-abondant.

(1) Ce syndrome résume les examens de 4 observations.

10. *Urée.* — Toujours très-augmentée. — Le givre d'urée est constant et se produit sans addition d'acide nitrique.

11. *Acide urique.* — Toujours augmenté. — Je l'ai vu dépasser quatre fois le taux normal. — Ordinairement, il est à peu près doublé. — Diminue et redevient normal après la défervescence.

13. *Albumine.* — Peu fréquente. — Dans 20 p. 100 des urines et seulemnt à l'état de traces.

14. *Sucre.* — Absent.

18. *Phosphates terreux.* — Diminuent rarement, — Restent stationnaires et ont souvent de la tendance à augmenter.

20. *Urohématine.* — Toujours normale ou bien augmentée. — L'augmentation est parfois considérable.

21. *Indican.* — Existe presque constamment — Il est assez abondant dans 60 pour 100 des urines et marche parallèlement à la diarrhée.

22. *Hémaphéine.* — Existe dans 60 p. 100 des urines, mais sculement aux premiers ours de la maladie.

23. *Uroérythrine.* — Même fréquence, mais plus grande abondance.

L'association de ces caractères diffère assez de tout ce que l'on voit dans la fièvre typhoïde, pour que nous ne trouvions dans l'urologie de celle-ci aucun syndrome qui puisse lui être comparé. Sauf l'*acidité*, l'abondance du *mucus*, la présence de l'*indican*, l'absence de l'*hémaphéine* et de l'*uroérythrine* après les premiers jours du début, tous les autres symptômes sont distinctifs, et ceux qui possèdent le plus d'importance à ce point de vue sont : la persistance des *teintes* ambrées, la *limpidité* et la *réfringence*, l'augmentation considérable de la *densité* et des *matériaux solides*, le taux élevé de l'*urée* et de l'*acide urique*, l'absence de l'*albumine*, la tendance des *phosphates terreux* à augmenter et enfin la proportion énorme de l'*urohématine* qui garde toujours la teinte rose;

quant à l'*indican*, s'il apparaît fréquemment, on peut répéter ce qui a été dit à son sujet dans la pneumonie typhoïde, c'est que ses variations sont en rapport direct avec l'intensité de la diarrhée.

Et ces dissemblances capitales entre les deux syndromes ne portent pas seulement sur les urines de la période fébrile, mais bien aussi sur celles de la convalescence : c'est ainsi que dans la *grippe*, on n'observe, ni la *polyurie* du retour à la santé, ni la facilité de *fermentation ammoniacale* de l'urée, ni le maintien des *matériaux solides* à une quantité peu différente de celle que l'on note à la période d'état. Bien au contraire, un des traits caractéristiques des cas de grippe que j'ai observés, c'est l'écart considérable qui existe entre le poids des matériaux solides éliminés, pendant la période fébrile et pendant celle de la convalescence. L'urine de la grippe diffère donc de l'urine de la fièvre typhoïde, à quelque période que l'on envisage concurremment ces deux maladies : son étude s'associera donc à la séméiologie habituelle et permettra, sinon de caractériser la grippe, ce qui serait tomber dans une fâcheuse ontologie, mais d'éliminer au moins la fièvre typhoïde et de pencher vers la grippe, si tant est que l'on n'hésite qu'entre ces deux affections. Dans les deux cas dont je viens de parler, l'erreur a pu être évitée, malgré l'existence des symptômes typhoïdes, qui masquaient assez la maladie pour que l'on n'osât se prononcer (1).

(1) Voici l'un de ces cas (résumé) : K..., 23 ans, chaudronnier. Habite Paris depuis 5 ans, malade depuis 5 jours : Début par céphalalgie, mal de gorge, coryza, toux, sensation de brisement général. Le 4e jour. légère épistaxis. Insomnie, bourdonnements d'oreilles, éblouissements ; ventre un peu ballonné, douloureux ; rate normale ; gargouillement

4°. — FIÈVRE HERPÉTIQUE.

La fièvre herpétique qui a été bien décrite par mon excellent maître, M. le professeur Parrot, a un syndrome urologique que l'on peut rapprocher de celui de la grippe, quoiqu'il soit moins nettement séparé de ce que l'on observe dans la fièvre typhoïde. Néanmoins, les différences sont presque assez marquées pour que l'urine

iliaque, un peu de diarrhée. Rien au cœur. Dicrotisme du pouls. Sous-crépitations dans les deux poumons ; expectoration salivaire, mêlée de crachats globuleux, jaunâtres. Langue blanche, rouge sur les bords et à la pointe, un peu sèche. Stupeur assez prononcée ; peau rude et sèche. T. S. 39,2. — Prescription : 40 grammes alcool. Eau vineusé.

6ᵉ jour. Même état. 4 selles. Eruption abondante de taches bleues. T. M. 38,8. T. S. 39,2.

Le 7ᵉ Langue moins sèche ; moins de stupeur. 3 selles. Céphalalgie violente. T. M. 38,2. T. S. 39.

Le 8ᵉ Amélioration considérable. T. M. 37,6. T. S. 37,8.

Le 9ᵉ Demande à manger. T. M. 37,8. T. S. 37.

Le 13ᵉ Part pour Vincennes.

Le résumé de quelques-uns des caractères de l'urine donnait pour les deux périodes de la maladie (voir le syndrome pour les caractères non cités).

	PÉRIODE FÉBRILE.	CONVALESCENCE.
1. *Couleur.*	— Jaune-ambré, limpide	— Jaune normal, limpide.
3. *Quantité.*	— 900ᶜᶜ	— 1050.
4. *Densité.*	— 1037,7	— 1016,7.
5. *Matières solides.*	— 78,50	— 41,60.
8. *Sédiments.*	—Rosaciques, urates de soude	— Absents.
10. *Urée.*	— Très-augmenté (givre)	— diminuée.
11. *Acide urique.*	— Triplé	— diminué.
13. *Albumine.*	— Absente	— absente.
18. *Phosphates terreux.*	— Augmentés	— normaux.
20. *Urohématine.*	— Considérable	— normale.
21. *Indican.*	— Considérable	— traces à peine sensibles.
22. *Hémaphéine.*	— Notable le 6ᵉ jour	— absente.
23. *Uroérythrine.*	—Abondante	— absente.

puisse entrer en ligne de compte, dans le diagnostic différentiel. Celui-ci est ordinairement facile, mais la fièvre herpétique peut s'accompagner de stupeur, de diarrhée, d'épistaxis, etc., symptômes typhoïdes qui, avant l'apparition de l'herpès, sont parfois la cause d'hésitations, sinon d'erreurs. Le fait s'est présenté deu fois à mon observation en novembre 1876.

22ᵉ *Syndrome* (1).

1. *Couleur.* — Jaune ambré plus ou moins foncé, mais rarement rougeâtre. — Les tons verdâtres et l'hémaphéisme sont des nuances rares.
2. *Aspect et consistance.* — Urine claire , refringente, peu épaisse.
3. *Quantité.* — 900 c. c. en moyenne à la première période. — 1180 c. c, à la convalescence. — Pas de polyurie.
4. *Densité.* — Reste normale ou augmente peu. — La moyenne est de 1018, 2 ; le maximum est de 1026 ; le minimum de 1015. — Pendant la convalescence, la densité s'abaisse à peine à 1017.
5. *Matériaux solides.* — Varient de 40 à 55 gr. — Dans la deuxième période, restent stationnaires ou s'élèvent peu à peu jusqu'au chiffre normal (42 à 51 gr.).
6. *Odeur.* — Urineuse normale.
7. *Réaction.* — Très-acide. — Alcalinité rare pendant la convalescence.
8. *Sédiments.* — Dans moins de 40 p. 100 des urines. — Principalement constitués par l'acide urique libre, mélangé parfois d'une petite quantité d'urates pulvérulents et de quelques globules blancs.
9. *Mucus.* — Peu abondant.
10. *Urée.* — Presque toujours augmentée. — Il est rare que dans l'essai par l'acide nitrique, on n'obtienne pas du givre d'urée.

(1) Résumé de 6 observations de fièvre herpétique.

11. *Acide urique.* — Augmente dans 60 p. 100 des urines, et dépasse parfois le double de l'état normal. — A la deuxième période, il est ordinairement très-diminué.

13. *Albumine.* — On ne la rencontre jamais en quantité considérable. — Elle existe dans 37 p. 100 des urines à la période d'état, et dans 25 p. 100 des observations. — Elle est très-rare après la défervescence.

14. *Sucre.* — Absent.

18. *Phosphates terreux.* — Toujours plus ou moins diminués. — Normaux après la défervescence.

20. *Urohématine.* — Reste rose, normale ou augmente dans 76 p. 100 des urines.

21. *Indican.* — N'existe que dans 35 p. 100 des urines. — Manque après la défervescence.

22. *Hémaphéine.* — Assez rare. — Dans 20 p. 100 des urines. Jamais après la défervescence.

23. *Uroérythrine.* — Absente aux deux périodes.

Ce syndrome doit être comparé à celui de la fièvre typhoïde commune, à sa première période : *il s'en rapproche* par :

La *densité*, le chiffre des *matériaux solides*, la *réaction*, l'*acide urique*, la diminution des *phosphates terreux*, la rareté ou l'absence de l'*hémaphéine* et de l'*uroérythrine*.

Mais *il en diffère* par :

La *coloration* ambrée, la *limpidité*, l'abaissement plus grand de la *quantité*, l'*odeur* normale, la fréquence de l'acide urique dans les *sédiments*, l'augmentation de l'*urée*, la rareté de l'*albumine* qui n'apparaît qu'à l'état de traces, l'augmentation très-fréquente de l'*urohématine* qui conserve sa teinte rose; la rareté de l'*indican*.

Dans un des six cas de fièvre herpétique que j'ai observés, l'urine offrait, au cinquième jour de la maladie, la couleur et l'aspect qu'elle présente dans la fièvre typhoïde, mais il n'y avait pas d'albumine et l'indican exis-

tait en traces à peine sensibles. Ces raisons, jointes aux
autres signes distinctifs ci-dessus énumérés, nous firent
mettre un point d'interrogation devant le diagnostic
fièvre typhoïde, qui avait été porté la veille : la maladie avait débuté par de la céphalalgie, de la rachialgie,
de la douleur à la nuque, des épistaxis, de l'insomnie,
des bruissements d'oreilles et des éblouissements. La
stupeur était très-prononcée : il y avait en outre un peu
de diarrhée ; le ventre était douloureux, mais la rate
normale. La température était à 40, le pouls dicrote, la
peau sèche : on percevait un souffle fébrile assez intense,
couvrant toute la première révolution du cœur. Il y avait
aussi aux deux bases de la poitrine des petits râles secs,
disséminés. Le lendemain du jour où l'urine nous avait
inspiré des doutes sur la dothiénentérie, un demi-cercle
d'herpès entourait la lèvre inférieure ; la température
était à 39,5—39,8 ; mais la défervescence se fit le surlendemain, c'est-à-dire le matin du huitième jour.

5. — EMBARRAS GASTRIQUE FÉBRILE A FORME TYPHOÏDE.

M. Parrot fait du terme fièvre herpétique un syno-
nyme d'embarras gastrique fébrile, et si j'établis ici une
distinction entre les deux appellations et par conséquent
entre les deux états morbides que celles ci représentent,
c'est que onze observations parmi celles qui étaient
classées d'abord dans le titre générique : « Embarras
gastrique ou fièvre herpétique », n'ont présenté d'herpès
à aucune période de leur évolution. Il était donc difficile
de les envisager sous la dénomination de fièvre herpé

tique, et j'ai dû les mettre à part, en leur conservant leur ancienne étiquette d'embarras gastrique fébrile.

Dans toutes ces observations, il y eut des symptômes typhoïdes plus ou moins prononcés : malaise prémonitoire, début par céphalalgie, épistaxis et diarrhée; stupeur, températures élevées, etc. Leurs urines ont offert d'assez grandes ressemblances avec celles de la fièvre herpétique, mais le syndrome général s'en éloigne pourtant dans quelques points secondaires. Ceux-ci n'ont pas assez d'importance pour justifier la séparation établie entre les deux affections et n'ont aucune valeur au point de vue de leur diagnostic différentiel, qui doit être fondé sur des caractères plus tranchés, comme l'absence d'herpès, par exemple; leur signification est toute entière dans ce seul fait, qu'ils s'éloignent du syndrome typhoïde et que les différences ne ressemblent pas exactement à celles qui séparent ce dernier syndrome de celui de la fièvre herpétique.

23ᵉ *Syndrome* (1).

1. *Couleur.* — Jaune ambré très-foncé avec reflets rougeâtres virant à l'hémaphéisme. Les teintes jaune-sale ou jaune-normal sont plus rares.
2. *Aspect et consistance.* — Urine, claire, assez épaisse.
3. *Quantité.* — Très-diminuée. — En moyenne, 800 c. c.
4. *Densité.* — Un peu augmentée = 1025,1 (2).
5. *Matériaux solides.* — 40 à 45 gr. environ.
6. *Odeur.* — Urineuse normale plus ou moins forte.
7. *Réaction.* — Très-acide.
8. *Sédiments.* — Rarement abondants. — Quand ils ne sont pas formés d'urates pulvérulents, plus ou moins rosaciques, ce ne sont guère que des énéorêmes muqueux mélangés de

(1) Syndrome fondé sur l'examen de 11 observations.
(2) Becquerel donne comme moyenne, 1021,3.

débris épithéliaux et parfois de quelques gouttelettes de graisse.

9. *Mucus.* — Abondant.

11. *Acide urique.* — Toujours assez augmenté. — La moyenne est doublée. — Peut s'élever trois et quatre fois au-dessus de son état normal.

13. *Albumine.* — Assez rare. — N'a été trouvée qu'une fois sur onze observations et en quantité fort minime (1).

14. *Sucre.* — Absent.

18. *Phosphates terreux.* — Normaux ou peu diminués.

20. *Urohématine.* — Souvent augmentée. — Reste parfois normale. — Conserve sa teinte rose dans un tiers des cas. — N'est jamais absente ou très diminuée.

21. *Indican.* — Abondant dans les deux tiers des urines. — Traces dans le dernier tiers. — Manque rarement.

22. *Hémaphéine.* — Existe dans plus de la moitié des urines.

23. *Uroérythrine.* — Très-fréquente, mais non constante.

Les teintes ambrées avec tendance à l'hémaphéisme, les sédiments d'urates de soude, peu abondants et fréquemment rosaciques, le maintien des phosphates terreux à l'état normal, la très-grande fréquence de l'indican, de l'hémaphéine et de l'uroérythrine ; tels sont les points qui séparent ce syndrome de celui de la fièvre herpétique. Ces différences elles-mêmes deviennent autant de caractères distinctifs au point de vue du diagnostic de la fièvre typhoïde.

Dans des circonstances rares, quand les symptômes typhoïdes sont très-intenses, le syndrome précédent n'apparaît pas dans toute sa netteté, et ses caractères sont voilés par l'adjonction de certains des caractères de l'urine typhoïde ; mais, même dans ces cas, il manque

____

(1) Becquerel a vu deux fois de l'albumine chez 12 malades, atteints d'embarras gastrique : l'albumine fut transitoire et ne dura qu'un seul jour.

au tableau quelques traits sur lesquels on pourra s'appuyer pour chasser les doutes. En voici un exemple. Une femme de 32 ans est prise d'accidents ayant une certaine ressemblance avec la fièvre typhoïde (céphalalgie, malaise général, insomnie, épistaxis, diarrhée, etc.); elle est examinée au sixième jour de la maladie; son facies exprime la stupeur, son ventre est ballonné; sa langue est un peu sèche et rouge sur les bords ; la rate n'est point augmentée de volume; mais la température est à 38,7-39,2. L'urine a la teinte de bouillon qu'elle prend dans la fièvre typhoïde, son odeur est fade; elle laisse déposer un sédiment floconneux, formé de débris épithéliaux et d'une petite quantité de graisse; l'acide urique est augmenté d'un tiers environ; les phosphates terreux sont diminués; l'indican est considérable, l'hémaphéine et l'uroérythrine sont absentes; les sulfates sont augmentés; bref, du côté des signes cliniques habituels, et du côté des urines, la similitude est grande : mais cette urine ne contient pas trace d'albumine, l'urohématine y est augmentée et sa densité s'élève à 1028, quoique la quantité ne soit point trop abaissée (1000 cc.). Comme il est rare : 1° que l'urine d'une fièvre typhoïde ne contienne pas d'albumine et renferme une augmentation d'urohématine ; 2° que les malades ne présentent pas déjà une augmentation de la rate au sixième jour; nous restons dans le doute, et le diagnostic demeure en suspens; le septième jour, toujours pas d'albumine et l'urohématine augmente encore : les symptômes précités ne changent pas; la température est à 38,5—38,9; le diagnostic fièvre typhoïde devient de plus en plus improbable, et l'on penche du côté de l'embarras gastrique. Le huitième jour, on administre un éméto-cathartique; le neuvième jour, il y a défervescence complète et le douzième jour, la malade part pour le Vésinet.

Les cas de cette nature sont peu fréquents, mais il faut être en garde contre eux et bien discerner parmi tous les éléments du syndrome quels sont ceux dont l'importance prime les autres, au point de vue du diagnostic.

6°. — CATARRHE INTESTINAL.

Le catarrhe intestinal aigu à forme typhoïde, fréquent dans la première enfance, est rare chez les adultes. Chez ces derniers, surtout en temps d'épidémie, le diagnostic différentiel d'avec la dothiénentérie, est assez difficile. Voici ce que dit à ce sujet M. le professeur Jaccoud : « Le diagnostic de la fièvre typhoïde et du catarrhe intestinal aigu à forme typhique est plus difficile chez l'adulte, parce que la dothiénenterie, dans la première semaine, peut très-bien marcher sans accidents nerveux, sans catarrhe bronchique, et que l'éruption rosée et la tumeur splénique ne paraissent guère avant le sixième ou le septième jour. Dans cette situation, qui est la vraie, pratiquement parlant, le diagnostic ne peut être fondé que sur la rareté de l'entérite adynamique chez l'adulte (ce qui, à vrai dire, est une présomption et non pas un signe) et sur le caractère de la fièvre; elle est plus précoce dans la pyrexie typhique, elle est plus intense, la rémission du matin est moins marquée ; enfin la prostration des forces est un phénomène initial, tandis que dans l'entérite elle est tardive et proportionnelle à l'abondance de la diarrhée. De plus les douleurs de l'entérite sont plus vives et plus générales que celles de la fièvre typhoïde. »

Chez les cinq malades atteints de catarrhe intestinal aigu, qui se sont présentés à notre observation, trois ont eu des symptômes typhoïdes assez intenses pour que j'aie recherché dans les urines, si quelques signes pouvaient aider au diagnostic, en cas de doute, et les urines de ces trois cas différaient si peu de celles qui avaient été émises par les deux autres, que j'ai cru pouvoir condenser tous les examens dans le syndrôme suivant :

24ᵉ *Syndrome* (1).

1. *Couleur.* — Rouge plus ou moins foncé dans les deux tiers des urines. — Jaune à reflets rougeâtres ou jaune foncé dans les autres.
2. *Aspect et consistance.* — Urine claire. — Se trouble surtout par excès de concentration.
3. *Quantité.* — Pendant la période aiguë, quantité très-abaissée, de 300 c. c. à 900 c. c.; moyenne. = 553 c. c. — Dans la période de convalescence, quantité revient à la normale.
4. *Densité.* — Considérable à la première période, varie de 1030 à 1039; moyenne, = 1035,5. — A la deuxième période, varie de 1018 à 1026; moyenne, 1023.
5. *Matériaux solides.*—Diminuent à la première période=37 gr. 30. Reviennent à la normale à la seconde période = 47 gr. 50.
6. *Odeur.* — Urineuse forte, parfois aromatique.
7. *Réaction.* — Toujours très-acide. — L'acidité persiste à la convalescence.
8. *Sédiments.* — Dans 30 p. 100 des urines. — Formés d'urates pulvérulents, d'acide urique, d'oxalate de chaux, de mucus et de débris épithéliaux.
9. *Mucus.* — Assez augmenté.

(1) Ce syndrome est le résumé de 5 observations.

10. *Urée.* — Toujours diminuée. — A varié entre les limites extrêmes de 6 gr. 3 à 27 gr. 50. — On peut fixer la moyenne à 17 gr. 80.
11. *Acide urique.* — Augmente beaucoup par litre d'urine. — Considéré par vingt-quatre heures, s'élève, mais peu au-dessus de la normale.
12. *Matières extractives.* — Augmentées.
13. *Albumine.* — Presque constante, mais le plus souvent à l'état de traces peu sensibles.
14. *Sucre.* — Absent.
16. *Chlorures.* — Ont varié de 1 gr. 32 à 3 gr. 70. — Moyenne, 2 gr. 80.
17. *Acide phosphorique total.* — A varié de 0 gr. 68 à 3 gr. — Moyenne, 1 gr. 41.
18. *Phosphates terreux.* — Restent normaux.
19. *Sulfates.* — Un peu augmentés.
20. *Urohématine.* — Toujours augmentée et souvent dans de grandes proportions. — Il en est de même pendant la première période de la convalescence.
21. *Indican.* — Constant et très-abondant. — Il en est de même pendant la première période de la convalescence.
22. *Hémaphéine.* — Dans 86 p. 100 des urines, mais sa quantité est peu élevée.
23. *Uroérythrine.* — Dans la moitié des urines environ.

Les caractères que je viens d'énumérer doivent être comparés aux syndromes de la fièvre typhoïde dans ses formes commune et grave, car l'entérite peut revêtir ces deux aspects ; le fait d'une entérite mortelle est fort rare et comme je ne l'ai point observé, il n'en sera point question dans cette comparaison.

Or, les *caractères communs* sont :

2. *Aspect.* — En général, trouble dans les deux maladies, mais par suite de conditions différentes (excès de concentration dans l'entérite).
7. *Réaction.* — Très-acide.

8. *Sédiments.* — Urates de soude et d'ammoniaque.
9. *Mucus.* — Augmenté.
11. *Acide urique.* — Assez augmenté.
12. *Matières extractives.* — Augmentées.
13. *Albumine.* — Presque constante dans le catarrhe intestinal.
16. *Chlorures.* — Très-diminués dans les deux cas.
17. *Acide phosphorique total.* — Diminués.
19. *Sulfates.* — Augmentés.
21. *Indican.* — Constant et plus ou moins abondant dans les deux cas.

Mais à ces caractères communs on peut opposer les *caractères distinctifs* suivants qui peuvent entrer en ligne de compte dans l'établissement du diagnostic, à côté des signes fournis par l'examen direct du malade.

1. *Couleur.* — Le plus souvent rouge assez foncé.
3. *Quantité.* — Beaucoup plus diminuée que dans la fièvre typhoïde à cause de l'abondance de la diarrhée. — Pas de polyurie à la convalescence.
4. *Densité.* — Beaucoup plus élevée que dans la fièvre typhoïde. — S'abaisse beaucoup moins à la période de convalescence que dans cette dernière maladie.
5. *Matériaux solides.* — Moins élevés que dans la fièvre continue, à cause de la déperdition énorme par les garde-robes.
6. *Odeur.* — Plus souvent urineuse forte et aromatique dans l'entérite.
8. *Sédiments.* — Constants. — Souvent de l'oxalate de chaux.
10. *Urée.* — Plus diminuée que dans la fièvre typhoïde.
18. *Phosphates terreux.* — Moins diminués que dans la fièvre typhoïde.
20. *Urohématine.* — Toujours augmentée dans le catarrhe intestinal.
22. *Hémaphéine.* — Peu abondante, mais presque constante dans l'entérite.
23. *Uroérythrine.* — Plus fréquente dans le catarrhe intestinal que dans la fièvre typhoïde

Les applications du syndrome 24 ne sont pas localisées au diagnostic de la période d'état de la fièvre typhoïde, mais elles peuvent s'étendre à la période de convalescence, puisqu'à cette phase du catarrhe intestinal, on n'observe ni la polyurie, ni l'abaissement de la densité au-dessous du chiffre normal, ni l'augmentation des matériaux solides, ni l'alcalinité, etc.

7. — MÉNINGITE CÉRÉBRO-SPINALE A FORME TYPHOÏDE

J'ai pu observer deux cas de méningite cérébro-spinale, simulant si bien la fièvre typhoïde que dans les deux cas, le diagnostic resta en suspens. Les deux malades étaient des femmes et elles moururent, l'une au huitième et l'autre au neuvième jour, après avoir présenté des températures variant de 40 à 40,6. L'une eut de la diarrhée, l'autre n'en eut pas ; toutes deux saignèrent du nez à leur entrée à l'hôpital ; d'ailleurs, délire incessant, légers mouvements convulsifs dans les deux bras, anxiété respiratoire énorme, rate volumineuse, etc. L'autopsie montra que le cerveau et la moelle étaient entourés, dans la presque totalité de leur étendue, par un exsudat purulent, épais et jaunâtre ; nulle part, on ne trouva de granulations tuberculeuses.

Il me fut impossible de recueillir complètement l'urine des 24 heures et par conséquent d'effectuer des dosages précis : aussi le syndrome suivant, ne reposant encore que sur un petit nombre d'observations cliniques et d'examens d'urines, est fort incomplet. Malgré tout, il pourra être utilisé tel quel dans quelques cas de diagnostic différentiel.

25e *Syndrome* (1).

1. *Couleur.* — Hémaphéisme rouge foncé à reflets jaunes.
2. *Aspect et consistance.* — Claire et réfringente.
3. *Quantité.* — Très-diminuée.
4. *Densité.* — 1031,5 (2).
6. *Odeur.* — Très-fade.
7. *Réaction.* — Très-acide.
8. *Sédiments.* — Nubécules muqueux.
9. *Mucus.* — Assez abondant.
11. *Acide urique.* — Très-peu augmenté.
12. *Matières extractives.* — Augmentées.
13. *Albumine.* — Assez considérable (3).
14. *Sucre.* — Absent.
18. *Phosphates terreux.* — Très-augmentés.
20. *Urohématine.* — Normale ou diminuée, ce qui contraste assez
     avec la riche coloration de l'urine.
21. *Indican.* — Constant, mais peu abondant.
22. *Hémaphéine.* — Constante et très-abondante.
23. *Uroérythrine.* — Très-fréquente et plus ou moins abondante.

L'odeur fade, l'acidité, la diminution de la quantité, l'abondance du mucus, des matières extractives, de l'albumine et de l'acide urique, la diminution fréquente de l'urohématine, forment autant de *caractères communs* avec la fièvre typhoïde.

Les points qui diffèrent sont : la teinte rouge-foncé hémaphéique, la limpidité et la réfringence, l'élévation de la densité, l'augmentation considérable des phosphates terreux, la faible quantité de l'indican, la constance et

____

(1) 2 observations et 10 urines. Syndrome fort incomplet en raison du petit nombre d'examens d'urines.

(2) Ziegler trouve les densités de 1028 à 1035 et Becquerel donne comme moyenne de ses observations le chiffre de 1025,2.

(3) Becquerel n'en a trouvé que deux fois chez 4 malades.

l'abondance de l'hémaphéine, la fréquence de l'uroérythrine; mais, comme nous avons noté la teinte rouge de
l'urine et sa richesse en phosphates terreux dans la fièvre typhoïde ataxique mortelle, ces deux signes doivent
encore être séparés des caractères distinctifs, dans les
cas où l'on hésite entre la méningite et cette variété de
fièvre typhoïde; cela réduit assez le nombre et la valeur
de l'association de ces caractères,

La constitution définitive de ce syndrome demande
donc de nouvelles recherches.

8. — ENDOCARDITE VÉGÉTANTE A FORME TYPHOÏDE.

Cette affection ressemble si exactement à la fièvre typhoïde que tout diagnostic est à peu près impossible dans
la plupart des cas. Pourtant, dans l'une des deux observations que nous avons suivies, le diagnostic a été fort
habilement posé par M. Jaccoud qui s'appuya principalement sur la marche de la température, (1) sur la nature
et la mobilité des symptômes cardiaques.

Les urines de ces deux cas ont été recueillies assez
exactement pour que l'on puisse réunir les résultats de
leur examen sous forme de syndrome, en faisant toutefois quelques réserves sur l'importance de celui-ci, vu le
petit nombre d'observations qui ont servi à sa constitution.

26° *Syndrome* (2).

1. *Couleur.* — Varie du jaune foncé au jaune rougeâtre. — Au début
et à la fin de la maladie, on peut trouver des tons assez pâles

(1) Cette observation a été publiée dans les Bulletins de la Société
anatomique de 1876.

(2) Observations et 11 examens d'urines.

et parfaitement semblables aux teintes de la fièvre typhoïde adynamique.

2. *Aspect et consistance.* — Urine trouble et assez épaisse.

3. *Quantité.* — Moyenne, 780 c. c. Maximum, 1000 c. c. Minimum, 300 c. c.

4. *Densité.* — 1021. — Maximum, 1026. — Minimum, 1014.

5. *Matériaux solides.* — Très-diminués. — Moyenne, 38 gr. — Mais les oscillations sont très-étendues et ont varié de 10 gr. à 58 gr. 50. — Néanmoins, les chiffres habituels ne s'écartent guère de 37 à 45 gr.

6. *Odeur.* — Urineuse fade. — Rarement aromatique ou herbacée.

7. *Réaction.* — Très-acide.

8. *Sédiments.* — Dans 42 p. 100 des urines. — Même fréquence que dans la fièvre typhoïde. — En général, peu abondants.
   Par ordre de fréquence :
   A. Globules blancs. — *B.* Cylindres et cellules provenant des tubes de Bellini, des bassinets et de la vessie ; les cellules fortement pigmentées ont fréquemment leur noyau teinté de noir. — *C.* Amas pigmentaires. — *D.* Graisse. — *E.* principes inorganiques assez rares.

9. *Mucus.* — Assez abondant.

10. *Urée.* — Très-diminuée. — L'endocardite typhoïde est une des maladies aiguës qui abaissent le plus la quantité d'urée des vingt-quatre heures. — Dans une de nos observations, ce principe était tombé à 8 gr. 91 et 2 gr. 16. Dans l'autre, les proportions atteignaient seulement en moyenne 18 gr. L'urée diminue dans les derniers jours de la vie.

11. *Acide urique.* — Un peu augmenté et souvent doublé pendant les premiers jours. — Devient normal et s'abaisse aux approches de la mort.

12. *Matières extractives.* — Normales ou diminuées quand la quantité d'urine est très-faible.

3. *Albumine* — Très-abondante dans 14 p. 100 des urines. — Évidente dans 44 p. 100. — Traces dans 42 p. 100. — Reste à l'état de traces jusqu'au dixième ou onzième jour, et augmente rapidement jusqu'à la mort qui, dans nos observations, est survenue les treizième et seizième jour.

14. *Sucre.* — Absent.

15. *Principes inorganiques.*—Diminués.

16. *Chlorures.* — Moyenne, 1 gr. 80. Maximum, 3 gr. 91; minimum, 0 gr. 30. — La diminution s'accentue dans les derniers jours de la vie.

17. *Acide phosphorique total.* — Très-diminué. — Moyenne, 0 gr. 65; maximum, 1 gr. 80; minimum, 0 gr. 20. — La diminution s'accentue dans les derniers jours de la vie.

18. *Phosphates terreux.* — Très-diminués.

19. *Sulfates.* — Normaux ou diminués.

20. *Urohématine.* — Constamment diminuée. — N'a été trouvée normale que 2 fois sur 11 urines examinées à ce point de vue ; encore ce fait provenait-il de ce que la quantité d'urine était notablement abaissée, ce qui équivalait donc à une diminution du pigment rendu dans les vingt-quatre heures.

21. *Indican.* — Presque constant et en assez grande abondance. — N'a manqué qu'une fois.

22. *Hémaphéine.* — Existe dans la moitié des urines, mais seulement en faible quantité.

23. *Uroérythrine.* — Très-fréquente ; existe dans les trois quarts des urines.

Chez l'une de nos malades, les premières urines recueillies ressemblaient si parfaitement à celles de la fièvre typhoïde mortelle adynamique, que toute tentative de séparation serait inutile ; mais la scène avait changé les jours suivants : La couleur bouillon de bœuf prit des tons rougeâtres, l'urée diminua plus que ne l'eut comporté l'état général de la malade, s'il s'était agi d'une dothiénentérie ; en effet, quand celle-ci se termine par la mort, l'urée descend rarement au-dessous de 8 à 16 grammes par 24 heures ; ici, j'avais trouvé dans un cas, 8 gr., 91 marchant de pair avec un état, grave il est vrai, mais qui ne paraissait pas désespéré : de plus si l'urohématine avait beaucoup diminué, l'indican s'était aussi abaissé, ce qui n'arrive pas dans une fièvre ady-

namiqne mortelle, avec des températures de 40,2-40,6
et un chiffre d'urée aussi faible ; enfin, la présence d'une
petite quantité d'hémaphéine, le défaut de rapport existant entre une quantité d'albumine peu abondante et la
gravité de tous les symptômes, étaient venus s'associer
aux signes précédents et à la clinique pour inspirer des
doutes. sur l'existence d'une fièvre typhoïde.

L'analyse comparée du syndrome 26, démontre donc
qu'en pareille circonstance, les signes distinctifs qui pourraient peut-être contribuer à faire rejeter la dothiénentérie, si des symptômes cardiaques diffus et mobiles, ou
des abaissements insolites et transitoires de la température, faisaient incliner le clinicien du côté d'une endocardite, ces signes, dis-je, sont les suivants : diminution
considérable de l'urée ; albumine peu abondante malgré l'acuité de l'adynamie ; teintes rougeâtres de l'urine
qui sont rares dans la fièvre adynamique où elles ont
plutôt des reflets verdâtres ; irrégularité de l'indican, qui
n'est pas en rapport avec la grande élévation de la température dans l'endocardite et qui semble dépendre beaucoup de l'intensité de la diarrhée ; présence fréquente de
l'hémaphéine et de l'uroérythrine qui sont d'une assez
grande rareté dans la fièvre adynamique.

9. — RHUMATISME ARTICULAIRE AIGU.

Il est impossible que l'on puisse confondre le rhumatisme articulaire aigu avec la dothiénenterie, même
quand la première affection s'accompagne de symptômes
typhoïdes ; cependant, ayant observé deux cas de rhumatisme articulaire où cette complication existait, je n'ai

pas cru inutile de réunir en syndrôme, les divers caractères présentés par l'urine.

27ᵉ *Syndrôme.*

1. *Couleur.* — Rouge foncé. (Hémaphéisme.)
2. *Aspect et consistance.* — Claire.
3. *Quantité.* — Moyenne, 916 c. c.
4. *Densité.* — Moyenne, 1029. — Varie de 1025 à 1038.
5. *Matériaux solides.* — Moyenne, 60 gr. 50. — Variations de 49 à 70 gr.
6. *Odeur.* — Urineuse forte.
7. *Réaction.* — Très-acide
8. *Sédiments.* — Fréquents, rosaciques, formés d'urates de soude.
9. *Mucus.* — Assez abondants.
10. *Urée.* — Subit d'assez grandes variations de 20 à 40 gr. — Moyenne, 25 gr.
11. *Acide urique.* — Toujours très-augmenté. — Peut s'élever au quadruple de l'état normal. — Moyenne, 1 gr. 514.
12. *Matières extractives.* — Assez augmentées.
13. *Albumine.* — Dans près de 40 p. 100 des urines (1).
14. *Sucre.* — Absent.
16. *Chlorures.* — Grandes variations. — En général très-diminués. — Moyenne, 4 gr. 6.
17. *Acide phosphorique total.* — Reste normal ou diminue peu. — Moyenne, 2 gr.
18. *Phosphates terreux.* — Augmentés.
20. *Urohématine.* — Toujours considérable.
21. *Indican.* — Abondant.
22. *Hémaphéine.* — Constante et abondante.
23. *Uroérythrine.* — Presque constante et abondante.

---

(1) D'après M. Gubler, 3 sortes d'albuminurie se rencontrent dans le rhumatisme articulaire aigu.

1° Celle des pyrexies et des phlegmasies fébriles.

2° Celle de la néphrite rhumatismale.

3 L'albumine par colliquation musculaire.

On voit que les traits distinctifs de ce syndrome sont nombreux et importants : la couleur rouge hémaphéique, l'élévation de la densité, le taux élevé des matériaux solides, les sédiments rosaciques, l'augmentation de l'urée, le peu de constance de l'albumine, le maintien de l'acide phosphorique à son chiffre normal, l'augmen tation des phosphates terreux, de l'urohématine, la cons tance de l'hémaphéine et de l'uroérythrine, peuvent compter parmi les plus nota bles différences qui séparent l'urine de la dothiénentérie de celle du rhumatisme arti culaire aigu à forme typhoïde.

10. — Fièvres éruptives.

(*Rougeole et scarlatine*).

Ce chapitre est encore bien incomplet, à cause du petit nombre d'observations sur lequel il est fondé : pourtant les faits envisagés dans le syndrome qui suit, témoignent que l'urologie de la rougeole se sépare assez nettement de celle de la fièvre typhoïde, pour que son utilisation soit possible en clinique, quand les faits acquis seront suffisants.

28° *Syndrome* (1).

1. *Couleur.* — Jaune foncé. — Hémaphéisme assez fréquent.
3. *Quantité.* — Diminuée.
4. *Densité.* — Moyenne, 1030.

(1) Ce syndrome n'est fondé que sur l'étude de 4 observations dont les urines n'ont pu être recueillies chaque jour dans leur totalité, de telle sorte que je ne puis donner de chiffres personnels d'une exactitude rigoureuse.

6. *Odeur.* — Urineuse forte.

7. *Réaction.* — Acide.

8. *Sédiments* – Fréquents. — Formés d'urates de soude.

9. *Mucus.* — Abondant.

11. *Acide urique.* — Un peu augmenté.

13. *Albumine.* — Peu fréquente (1).

14. *Sucre.* — Absent.

16. *Chlorures.* — Diminués. — Moyenne, 5 gr. 40.

18. *Phosphates terreux.* — Normaux ou peu diminués.

20. *Urohématine.* — Toujours normale ou augmentée. — Quelquefois très-abondante.

21. *Indican.* — Constant, mais souvent à l'état de traces.

22. *Hémaphéine.* — Presque constante, mais peu considérable.

23. *Uroérythrine.* — Peu fréquente.

C'est ainsi que la fréquence des tons rouges hémaphéiques, l'augmentation très-sensible de la densité, les sédiments presqu'exclusivement formés d'urates de soude. le peu de fréquence de l'albumine, la diminution moins sensible des chlorures et des phosphates terreux, la proportion normale ou augmentée de l'urohématine, la petite quantité de l'indican, la fréquence de l'hémaphéine, forment déjà un ensemble d'une certaine valeur. Quand la rougeole revêt, dès son début, une apparence typhoïde très-grave, l'albumine et l'indican apparaissent en proportions souvent assez notables ; le syndrome, tel que nous venons de le tracer, perd alors une partie de son importance et c'est surtout dans ces cas que de nouvelles recherches sont nécessaires, si l'on veut trouver des signes distinctifs d'une exactitude suffisante.

(1) D'après M. Gubler « on peut dire que l'albumine manque ordinairement dans les cas légers et quand le génie épidémique est favorable ; elle s'observe, au contraire, dans les formes sérieuses et compliquées.»

Albert Robin.   14

D'après les faits très-nombreux que j'ai recueillis pendant mon internat à l'hôpital des Enfants-Assistés, je crois pouvoir être bientôt en mesure de donner les syndromes urologiques de la rougeole et de la scarlatine à leurs diverses périodes. Pour l'adulte, ce travail ne peut être fait que très-lentement, étant donné le petit nombre des cas qui s'offrent à l'observation hospitalière, en dehors des époques d'épidémie. Actuellement donc, la question doit encore être réservée.

Les mêmes remarques s'appliquent à la scarlatine, dont je n'ai recueilli qu'une observation chez l'adulte. L'affection était assez bénigne, l'urine présentait tous les caractères du syndrome précédent, avec cette différence que l'hémaphéine ne fut pas constante, tandis que l'albumine y existait dès le début, en proportion très-sensible.

11. — FIÈVRE INTERMITTENTE.

Le syndrome de la fièvre intermittente est bien plus net que les précédents, au point de vue des caractères qui peuvent le séparer de ceux qui caractérisent la fièvre typhoïde. On sait que les confusions entre ces deux maladies sont possibles, puisque la dothiénentérie débute parfois avec des accès intermittents et qu'il n'est pas rare d'observer à sa période de convalescence des accès de même nature.

Comme je l'ai établi plus haut, ces derniers sont dus, selon toute vraisemblance, à l'existence d'un catarrhe des voies urinaires, et toute erreur paraît impossible à leur endroit. Mais il n'en est pas de même au sujet des intermittences du début et c'est ce qui justifie l'existence du syndrome suivant :

29ᵉ *Syndrome* (1).

1. *Couleur.* — Le ton rouge ambré foncé, hémaphéique, est la règle.
2. *Aspect et consistance.* — Urine claire.
3. *Quantité.* — Un peu augmentée les jours de fièvre. — Varie de 700 c. c. à 1300 c. c. — Augmente après la guérison (2).
4. *Densité.* — Moyenne, 1026. — Moins élevée aux jours intercalaires. — S'abaisse encore après la guérison.
5. *Matériaux solides.* — Moyenne, 50 gr. — Un peu plus élevés les jours de fièvre.

(1) Les urines sont étudiées en bloc et par 24 heures ; c'est la seule manière de faire une comparaison avec les urines de la fièvre typhoïde, qui ont été examinées suivant ce mode. Le syndrome actuel résume l'examen de 12 observations de fièvre intermittente.

(2) Voyez au sujet des caractères de l'urine dans la fièvre intermittente, BECQUEREL, Séméiotique des urines, 1841. — NERET, *Archiv. gén. de méd.*, 1847. — MARTIN SOLON, *Gaz. méd.*, 1848. — ABEILLE, *Gaz. med.*, 1853 — LIEBIG, *Gaz. méd. de Strasbourg*, 1854. — DRESSLER, *Virchow's Archiv.*, 1854. — TRAUBE et JOCHMANN, *Deutsch. Klinik*, 1855. — MOOS, *Zeitschr. fur rat Med.*, 1855. — RANKE (Ueber die Ausscheidung der Harnsaure), *Munchen*, 1858. — SYDNEY RINGER, *Med.-Chir. Transactions*, 1859. — UHLE, *Wiener Med. Wochenschrift*, 1859. — ROSENSTEIN, Traité des maladies des reins, 1866. — HUPPERT, *Archiv. der Heilkunde*, 1866. — JACCOUD, Leçons de clinique médicale à l'hôpital de la Charité, 1874.

Voir aussi les travaux de REDTENBACHER, HAMMOND, HOWITZ, PARKES, etc.

Uhle a trouvé que l'urée était plus considérable les jours de fièvre que les jours de l'apyrexie, mais qu'elle était moins abondante qu'après le retour à la santé. Il a constaté aussi une diminution du chlorure de sodium les jours de fièvre.

Pour Hammond, il y aurait moins d'urine et moins d'urée les jours de fièvre que les jours de l'apyrexie.

Howitz pense que le chlorure de sodium diminue peu, tandis que Traube et Jochmann l'ont trouvé augmenté.

Les autres auteurs se rapprochent de l'opinion de Uhle.

6. *Odeur.* — Urineuse plus ou moins forte.

7. *Réaction.* — Très-acide.

8. *Sédiments.* — Fréquents. — Ordinairement rosaciques.

10. *Urée.* — Plus ou moins augmentée les jours de fièvre. — Peut atteindre 45 gr. — Oscille peu autour de la normale les jours de l'apyrexie.

11. *Acide urique.* — D'une manière générale, il est presque toujours augmenté surtout le jour de l'accès (1).

12. *Matières extractives.* — Un peu augmentées.

13. *Albumine.* — Notée par plusieurs auteurs (Dressler, Abeille, etc.) — Je ne l'ai jamais rencontrée (2).

14. *Sucre.* — Absent.

16. *Chlorures.* — La majorité des auteurs a vu ces sels diminuer pendant l'accès, comme Traube et Jochmann. — J'ai eu l'occasion de voir deux cas où ils étaient augmentés (3).

17. *Acide phosphorique total.* — Un peu au-dessous de la normale. — Moyenne, 1 gr. 33 (4).

18. *Phosphates terreux.* — Normaux ou peu diminués.

20. *Urohématine.* — Toujours très-augmentée. — Atteint parfois des proportions considérables.

21· *Indican.* — Presque toujours en quantité notable. — Parfois très-abondant.

22. *Hémaphéine.* — Dans 88 p. 100 des urines. — Quantité toujours notable, — Parfois considérable.

23. *Uroérythrine.* — Constante. — Quantité toujours très-abondante.

---

(1) Pour Hammond, l'acide urique augmenterait le jour de l'accès, tandis que pour Ranke, cette élévation n'aurait lieu que le lendemain de l'accès.

(2) Je n'ai observe que des fièvres qui n'en étaient point encore arrivées à la période de cachexie.

(3) *Fièvre quarte.* Homme de 27 ans, avant l'accès, chlorures 10,20

—	—	Jour de l'accès,	12,20
—	—	Moyenne des 2 jours intercalaires,	9,24
—	—	2° accès,	12,76

D'après Ringer et Parkes, les chlorures sont accrus du décuple au vingtuple dans le 1er et le 2e stade, mais malgré cela, leur quantité pour 24 heures, n'en est point accrue. Vogel confirme cette opinion.

(4) Moyenne de 2 observations et 6 dosages.

Un pareil syndorme ne pourra manquer de servir au diagnostic, car si dans les fièvres intermittentes qui s'accompagnent de symptômes ayant une apparence typhique, l'urine se rapproche par quelques caractères de la fièvre typhoïde, elle en diffère aussi par des particularités essentielles.

Ainsi les *caractères parallèles* sont : le taux des matériaux solides, la réaction, la fréquence des sédiments, l'augmentation des matières extractives, la présence et parfois l'abondance de l'indican.

Mais on peut leur opposer : la coloration rouge foncé fréquemment hémaphéique, la limpidité et la réfringence, une légère augmentation de la quantité les jours de fièvre ; la nature des sédiments qui sont le plus ordinairement rosaciques ; l'élévation de l'urée, de l'acide urique ; la rareté de l'albumine ; le chiffre notable des chlorures ; l'état normal des phosphates terreux ; l'augmentation de l'urohématine et la constance de l'hémaphéine et de l'uroérythrine.

12. — AFFECTIONS DIVERSES.

M. Gubler m'a raconté le cas d'une *vaginite aiguë*, qui s'était accompagnée de symptômes typhoïdes si accentués que l'erreur de diagnostic avait été commise. M. Gubler, examinant l'urine, affirma qu'il n'y avait point là de fièvre typhoïde, ce qui fut confirmé par un examen plus attentif de la malade.

Pour être complet, je devrais envisager tous les faits analogues et tenter de leur constituer des syndromes ; mais ce serait allonger inutilement ce mémoire, car les symptômes typhoïdes n'interviennent, dans ces cas, qu'à titre d'épiphénomènes dont l'accentuation, si large qu'elle soit, masque difficilement l'affection protopathique. (1) Je rapporterai seulement deux autres faits dans lesquels le diagnostic fut en suspens et où l'examen de l'urine vint confirmer les résultats de l'exploration clinique et faire repousser l'existence de la fièvre typhoïde .

1° *Résorption urineuse chez un homme atteint de cystite ammoniacale et de néphrite catarrhale.*

Le malade qui fait le sujet de cette observation est plongé dans la stupeur ; il a une épistaxis au moment où on l'examine ; ses réponses sont lentes et embarrassées, son facies est très-abattu ; il se plaint d'une vive céphalalgie, de rêvasseries et de bourdonnements d'oreilles ; l'ouie est très-affaiblie ; la langue tremble, elle est rouge et sèche ; les facultés intellectuelles sont très-déprimées ; le ventre est douloureux, surtout au-dessous de l'ombilic ; il y a un peu de diarrhée, mais la rate est petite et on n'entend rien d'anormal dans la poitrine ; la température du soir est à 39°,2. Cet état aurait pu faire concevoir des doutes sur la nature de l'affection dont ce malade est atteint, si les personnes qui l'accompagnent ne racontaient qu'il sortait d'un hôpital où il avait été soigné pour une blennorrhagie et une cystite : là on avait examiné son uréthre à l'aide de l'endoscope et cautérisé vigoureusement des érosions situées près du col de la vessie ; le malade ne voulant pas continuer un traitement aussi douloureux, était sorti de l'hôpital : le soir même, il avait été pris d'un violent frisson et apporté à Lariboisière.

(1) Parmi les affections qui s'accompagnent de symptômes typhoïdes et sont susceptibles de donner lieu à des erreurs de diagnostic, j'ai rapporté seulement celles que j'ai étudiées.

L'état fébrile persista 5 jours seulement. Voici quels étaient, en résumé, les caractères de l'urine :

Couleur jaune sale trouble, peu foncée. — *Quantité* variant de 800 à 1250 c. c. — *Densité* de 1015 à 1016. — *Matériaux solides*, de 34 gr. 20 à 53 gr. 50. — *Odeur* ammoniacale et fétide. — *Réaction* alcaline. — *Sédiments* très-abondants, formés de phosphate ammoniaco-magnésien et de globules blancs. — *Acide urique* très-diminué. — *Matières extractives* diminuées. — *Albumine* très-considérable. — *Sucre* absent. — *Phosphates terreux* très-augmentés. — *Urohématine* normale ou augmentée. — *Indican* peu abondant, mais on trouve une grande quantité du pigment bleu soluble dans l'éther directement ajouté à l'urine (indigose). — *Hémaphéine* absente. — *Uroérythrine* constante, mais peu abondante.

Sous l'influence du régime lacté, associé à l'acide salicylique, les urines revinrent peu à peu à l'état normal ; l'état général et les lésions locales s'amendèrent rapidement et quand le malade quitta Lariboisière, trois semaines après son entrée, son urine était presque normale et ne contenait plus que des traces impondérables d'albumine.

Evidemment, il n'y avait pas de doute sur le diagnostic ; mais si les renseignements fournis par la famille du malade n'étaient pas venus nous éclairer et que l'on eût négligé d'interroger les antécédents vésico-uréthraux, l'examen des urines aurait fait cesser des hésitations, temporairement justifiées par l'intensité de l'état typhoïde.

2° Dans le *deuxième fait*, les difficultés étaient plus sérieuses :

Il s'agissait d'un homme de 19 ans, qui, au moment de la dernière épidémie de fièvre typhoïde, était entré à Lariboisière, avec tous les signes d'une dothiénentérie de moyenne intensité. Le jour de l'entrée (5ᵉ jour), les températures étaient à 38°,6 et 39°,2, et les accidents pulmonaires avaient une prédominance assez marquée. Du 5ᵉ au 9ᵉ jour, on ne remarqua rien d'anormal du côté des symptômes : la diarrhée était assez abondante, la stupeur peu prononcée ; mais il y avait des sueurs abondantes.

L'urine pourtant n'offrait rien de comparable au syndrome typhoïde. Voici quels furent ses caractères durant cette période.

Couleur jaune ambré rougeâtre assez foncé. — *Quantité* de 1000 à 1500 c. c. — *Densité* de 1015 à 1019. — *Matériaux solides* de 35 gr. 10 à 54 gr. 40. — *Odeur* normale. — *Réaction* acide. — *Sédiments*, acide urique coloré en rouge vif. — *Mucus* peu abondant. — *Acide urique* environ doublé. — *Matières extractives* normales, à peu de chose près. — *Albumine* absente. — *Phosphates terreux* normaux ou peu diminués. — *Urohématine* diminuée. — *Indican*, traces. — *Hémaphéine* absente. — *Uroérythrine*, traces.

Ce syndrome différait tellement du syndrome typhoïde de la période d'état des formes communes, que l'on conçut quelques doutes, d'autant plus qu'il n'y avait pas eu d'épistaxis, que la température était absolument irrégulière, le chiffre du matin étant souvent plus élevé que celui du soir, et qu'au 8 et 9ᵉ jour, on ne trouvait pas la moindre tache rosée ; le 10ᵉ jour, la diarrhée s'arrêta, le malade fut pris d'une violente dyspnée et d'un point de côté à droite ; à une impulsion cardiaque énergique répondait un pouls mou, dépressible et irrégulier ; on entendait un souffle systolique doux couvrant toute la révolution du cœur ; on percevait des râles crépitants et de la matité dans toute l'étendue du côté droit ; la température montait à 40°, — 40°.4 ; puis, survinrent des crachats couleur jus de pruneaux et très-fétides, une véritable angoisse respiratoire, du délire, et le malade mourut le 12ᵉ jour, avec une température de 40° — 40°,6.

Les urines de cette seconde période présentaient le syndrome suivant :

Couleur orangé foncé. — *Aspect* trouble. — *Quantité,* 900 c. c. — *Densité,* 1022. — *Matériaux solides* de 42 à 53 gr. — *Odeur* de pain bouilli et de moût. — *Réaction* très-acide, alcaline le dernier jour de la vie. — *Sédiments* grande quantité de pus, mélangé de graisse, de globules sanguins, d'acide urique, d'urates de soude, de pigment et de phosphate ammoniaco-magnésien. — *Mucus* très-abondant. — *Acide urique* diminué. — *Albumine* considérable. — *Phosphates terreux* normaux. — *Urohématine* normale et rose. — *Indican* abondant. — *Hémaphéine* très-passagère. — *Uroérythrine* très-abondante.

L'autopsie révéla les altérations ci-dessous :

Apoplexie pulmonaire diffuse avec gangrène dans la majeure partie du poumon droit ; noyaux d'apoplexie entourés de tissus gangrenés dans le poumon gauche. Rate volumineuse et très-molle. Myocardite. Aucune altération de l'intestin (1).

---

(1) Voici les resultats complets de l'autopsie.

L'*intestin* est sain dans toute son étendue ; on ne trouve rien ni dans les plaques de Peyer, ni dans les follicules isolés. — Le *foie* a son vo-

Il est difficile de classer cette maladie à marche bizarre, dans laquelle l'apoplexie et la gangrène pulmonaire ne sont intervenues qu'à titre de phénomènes secondaires ; à moins d'accepter l'idée d'une fièvre typhoïde sans lésions (1), on doit évidemment rejeter cette affection, puisque le tube digestif examiné avec le plus grand soin ne paraissait aucunement altéré. C'est là une maladie éminemment infectieuse, mais sur le compte de laquelle M. Jaccoud, avec sa grande expérience, n'a pas voulu se prononcer d'une manière absolue.

Quoi qu'il en soit, dans ce cas si complexe, les indications fournies par l'urine ont une assez grande importance, puisqu'avant l'apparition des symptômes pulmonaires, elles se sont jointes à un certain nombre de particularités cliniques pour éveiller des doutes sur l'existence d'une fièvre typhoïde.

ume normal ; il a une couleur jaune de cuir légèrement rosée ; son tissu est très-mou ; l'examen microscopique montre qu'un grand nombre de cellules ont subi la dégénérescence graisseuse. — La *rate* est volumineuse et très-molle. — Les *reins* paraissent absolument normaux à l'œil nu ; rougeur des *bassinets* et de la *muqueuse vésicale.*— Le *cœur* a son volume habituel, mais son tissu, jaune et très-mou, est en pleine désintégration graisseuse ; les valvules sont saines ; le ventricule droit est plein de caillots gelée de groseille ; imbibition de l'*endocarde.* —*Poumon droit* : apoplexie pulmonaire et gangrène diffuse dans presque toute l'étendue du poumon droit : noyaux d'apoplexie entourés d'une zone gangréneuse et quelques nodules de broncho-pneumonie dans le *poumon gauche.* — *Encéphale* : un peu de congestion des méninges.

(1) M. Jaccoud n'admet pas la fièvre typhoïde sans lésions. Pour lui, dans les cas donnés comme exemple de cette variété, on trouve des lésions soit dans le gros intestin (colotyphus) ; soit dans le jejunum, soit dans le duodénum, soit même dans la portion pylorique de l'estomac (Dittrich, Hamernjk).Mon excellent ami, le Dr Joseph Renaut, a publié en 1873, dans les *Archives de physiologie* de MM. Charcot et Vulpian, une note fort intéresante sur ce sujet.

La proposition inscrite en tête de ce chapitre me semble à présent démontrée, au moins pour les affections qui viennent d'être étudiées : *l'urine peut apporter de grands éclaircissements au diagnostic de la fièvre typhoïde*, même quand la maladie affecte un aspect anormal, comme nous l'avons vu dans les cas de fièvre apyrétique mortelle et de collapsus qui ont été rapportés plus haut et dans lesquels l'examen des urines a singulièrement aidé le diagnostic ; mais une formule de cette nature ne peut embrasser le détail des faits particuliers ; aussi, pour son application, devra-t-on s'en référer toujours à l'exposé général de la séméiologie urinaire dans la fièvre typhoïde et aux syndromes spéciaux des affections similaires.

En outre, il faut ajouter à cette proposition un correctif qui découle lui-même de tout ce qui vient d'être dit : la formule générale possède une valeur positive, elle s'unit aux autres signes pour conduire le clinicien au diagnostic de la dothiénentérie, mais sa valeur s'arrête là, au moins pour l'instant ; et *si l'on peut incliner vers la fièvre continue, quand dans une maladie d'apparence typhoïde, on trouve l'un de nos syndromes, on n'est pas en droit de conclure à son absence, quand le syndrome fait défaut.*

Qu'une fièvre typhoïde se complique de pneumonie, ou vienne évoluer dans le cours d'une pneumonie primitive, ainsi que j'en ai vu un exemple dans le service de M. Gubler, et les indications de l'urine deviendront si diffuses qu'elles seront inutilisables ; et cela n'est qu'un exemple. La fièvre typhoïde, maladie protéiforme dans son essence, et de plus dominée souvent par les manières d'être multiples du génie épidémique, ne peut être enserrée définitivement dans le cercle étroit d'une formule ; celle que je viens de tracer ne répond qu'à ce que j'ai vu. C'est un pas de plus en avant, mais ce n'est rien encore qu'un pas.

Le correctif précédent à un corollaire. Je suppose qu'on hésite entre une fièvre typhoïde et une des maladies dont nous venons de nous occuper ; si l'on trouve un syndrome différant totalement de celui de la dothiénentérie, on pourra, quand les signes cliniques s'y prêteront, éliminer cette affection ; mais l'urologie de ces maladies n'est point assez parfaite pour que l'on puisse affirmer l'existence de l'une d'entre elles (tuberculose miliaire, pneumonie, etc.) ; tout au plus, les syndromes les mieux établis pourront-ils servir de présomptions et induire le clinicien à interroger plus scrupuleusement tous les autres symptômes. On trouvera peut-être que j'insiste longuement sur ces choses et que je fais la part trop grande aux restrictions ; mais aussi la portée du fait primordial s'en dégage mieux et elle court moins le risque d'être atténuée que si on la généralisait trop prématurément.

Passons maintenant au DIAGNOSTIC SPÉCIAL de la fièvre typhoïde.

Etant admis que la présence d'une dothiénentérie est reconnue, l'urologie peut-elle nous servir à pénétrer plus avant dans le diagnostic et à fixer la forme, la période, ou quelques-unes des complications de la maladie ? La réponse à cette question se trouve tout entière dans le chapitre de la séméiologie générale et dans les divers syndromes qui sont tous afférents à une forme, à une période spéciale de la maladie : ce serait faire double

emploi que d'y revenir longuement. En effet, au point
de vue des *formes*, la forme commune, la forme grave,
la forme thoracique, les formes mortelles adynamiques,
ataxiques. rénales, etc., possèdent des syndromes particuliers qui pourraient appeler l'attention sur elles, si leur
reconnaissance n'était d'ordinaire assez facile. La forme
rénale est celle où l'examen de l'urine rendra le plus de
services diagnostiques, car les caractères de ce liquide
ont. dans ce cas, une valeur véritablement pathognomonique. Il en est de même des *périodes* dans les cas qui
guérissent ; seulement, ici encore, il faut faire une réserve : la plupart des syndromes répondent à des périodes bien définies, mais il existe. en outre, des phases de
transition où les syndromes procèdent à la fois de la
période qui finit et de celle qui commence, d'où une
moins grande netteté de leurs caractères et par conséquent, de leur signification.

J'ai déterminé deux de ces phases, lesquelles correspondent à des périodes prémonitoires de la défervescence et de la convalescence, surtout dans les cas graves ;
peut-être en existe-t-il d'autres encore, actuellement inconnues, qui peuvent influencer les types généraux que
nous venons de poser.

Enfin, le diagnostic profitera certainement aussi des
distinctions qui ont été faites sur les variations que
subissent les caractères et les principes constituants de
l'urine sous l'influence de la *diarrhée* ou des *sueurs*, des
modifications de la *température*, des *accidents nerveux*, des
complications pulmonaires, cardiaques, hémorrhagiques, etc.,
de la *néphrite catarrhale de la convalescence*, de l'*alimentation prématurée ou retardée*, des *réversions*, etc., etc.

CHAPITRE IV.

Des indications pronostiques qui résultent de l'examen des urines dans la fièvre typhoïde

En traitant de la séméiologie générale et en constituant les syndromes de la fièvre typhoïde, nous avons vu que le pronostic pouvait bénéficier de l'urologie, tout autant que le diagnostic, car les caractères de l'urine suivent une marche cyclique, en rapport avec l'évolution de la dothiénentérie, évolution dont ils précèdent parfois les manifestatious symptomatiques, puisque comme nous le démontrerons aux chapitres suivants, ces symptômes ne sont autre chose que la résultante de modifications organiques dont l'urine donne la mesure, avant que celles-ci n'aient eu le temps de retentir sur toute l'économie : la polyurie et l'élimination des matériaux solides prémonitoires de la défervescence, sont des exemples frappants de la véracité de cette assertion.

D'autres fois, l'urologie vient donner une plus grande importance à un signe pronostique encore incertain, comme par exemple, les premiers abaissements de température qui marquent le début de la période des oscillations descendantes, c'est-à-dire de la défervescence. Quand on examine la courbe complète d'une fièvre typhoïde, on peut fixer l'origine de cette période, en prenant comme point de départ le jour où les températures ont commencé leur descente graduelle et plus ou moins régulière ; mais au lit du malade, alors qu'on est en présence d'un abaissement de température, comment savoir si cette chute parfois insignifiante est le commencement de la défervescence, ou si au contraire, c'est un abaissement transitoire dénué de signification critique, comme il en survient fréquemment dans le cours de la période d'état? L'urine nous sert à résoudre cette question, puisque α ans 82 0/0 des cas, il existe une augmentation des matériaux solides ou bien de la polyurie, soit immédiatement avant la période des oscillations descendantes, soit au premier ou au deuxième jour de cette période.

La *valeur pronostique des sueurs* est, elle aussi, singulièrement augmentée par les modifications concomitantes de la sécrétion rénale : nous savons, en effet, que les matériaux solides et la quantité de l'urine ne diminuent pas ou diminuent à peine pendant une *sueur critique*; au contraire, pendant une *sudation indifférente*, matériaux solides et quantité s'abaissent notablement.

Il s'agit maintenant de faire un *résumé succinct des différents signes pronostiques* que l'on peut tirer de l'examen des urines. Ce résumé ne devant relater les faits que dans leur *acception générale* et qu'à titre d'exemples, je renvoie aux chapitres précédents pour tous les *détails complémentaires*.

SIGNES PRONOSTIQUES FAVORABLES

Pour mieux grouper ces signes, il faut les catégoriser sous la forme de réponses aux diverses questions que se pose le pronostic :

1° *La maladie est-elle d'intensité moyenne? Pronostic favorable.* — L'urine offre les caractères suivants : *quantité* normale, *matériaux solides* un peu augmentés, *densité* assez augmentée; *sédiments* inorganiques principalement formés d'urates ; sédiments organiques rares ou insignifiants comme quantité; *urée* augmentée, normale ou peu diminuée : *acide urique* augmenté ; *albumine* à l'état de traces; *indican* en quantité moyenne, ni trop abondant, ni absent.

Cet ensemble, joint aux signes cliniques de la bénignité (diarrhée modérée, peu de stupeur, températures peu élevées, taches rosées abondantes, etc,) donne à ceux-ci une valeur plus grande.

2° *Si la maladie a, dans la périoae d'état, une apparence grave, y a-t-il des signes qui puissent indiquer que la gravité n'est pas réelle, et que malgré son aspect extérieur, cette fièvre typhoïde, a des chances pour évoluer vers la guérison !*

— Une *quantité* d'urine plutôt augmentée dès le début et dans tout le cours de la période d'état, coexistant avec une *densité* sinon élevée, du moins plus haute que la normale, une *coloration* orangée, l'absence de principes organiques ou organisés dans les *sédiments*, des traces d'*albumine*, le tout avec une augmentation des *matériaux solides* et une proportion peu élevée d'*indican*, forment un signe de bon augure dans les formes en question.

La raison de tout ceci est facile à trouver : ou bien la gravité de la fièvre tient à un mode réactionnel particulier du sujet, ou bien malgré son apparence, la maladie est d'essence commune, et la gravité temporaire provient de la production, exagérée à un moment donné, de produits de désassimilation, dont la rétention, même transitoire, détermine des accidents de nature plus sérieuse; mais l'élimination de ces principes ayant lieu au fur et à mesure de leur production, comme le démontrent l'augmentation de la quantité d'urine, des matériaux solides et le maintien de la densité dans les alentours du taux normal, l'apparence grave cesse en même temps que la désintégration devient moins active. Or, *dans le premier cas*, l'urine ne s'éloigne pas du syndrôme nᵉ 1 ; *dans le second*, elle prend les caractères que je viens d'indiquer; mais les deux modalités sont loin de ressembler aux syndrômes de l'état réellement grave : donc, *non seulement l'urologie permet, dans ces circonstances, d'établir un pronostic, mais encore elle peut aider à différencier l'une de l'autre, ces formes pseudo-graves* (1).

Il est nécessaire pourtant d'établir des *exceptions* pour quelques cas qui débutent avec des accidents ataxoadynamiques assez graves et dont les urines ont été étudiées au syndrome n° 15. On ne peut tirer alors de l'urologie aucune indication pronostique sérieuse, à moins qu'il n'y ait de la diarrhée et des sueurs abondantes, et qu'en même temps la quantité d'urine et les matériaux solides aient une certaine tendance à augmenter, ce qui est alors d'un bon augure.

3° *On est réellement en présence d'une fièvre typhoïde grave, mais le début de la convalescence est proche, et cependant rien du côté des symptômes ne la fait encore prévoir.* — L'urine annonce souvent cette défervescence prochaine : on a pu s'en assurer déjà au chapitre II, en lisant le syndrome prémonitoire de la défervescence,

---

(1) Ces formes de gravité se rencontrent plutôt au début de la maladie que dans le cours de ses périodes et la distinction précise que l'examen de l'urine permet d'établir, n'avait point échappé à la sagacité des cliniciens. M. le professeur Hardy enseigne, en effet, qu'il faut porter un pronostic moins mauvais sur la fièvre typhoïde grave dès le début que sur les phénomènes graves qui surviennent à une période plus avancée de la maladie.

Albert Robin. 15

d'autant plus que c'est surtout dans les formes graves que ce syndrome apparaît avec le plus d'accentuation ; la *couleur* de bouillon foncé devient orangée ; la *quantité* augmente d'un tiers en moyenne ; la *densité* s'abaisse de 2 à 3 degrés ; les *matériaux solides* augmentent ; l'*acidité* diminue et l'*urée* fermente facilement ; les *sédiments* d'urate de soude et d'ammoniaque, qui avaient disparu dans le cours de la période d'état, reparaissent assez souvent avec une signification critique, parfois prémonitoire ; l'*urée* augmente ainsi que les *matières extractives* ; l'*albumine*, assez considérable jusque-là, subit des oscillations descendantes ; les *phosphates terreux* reviennent à leur taux normal ; l'*urohématine* revient aussi à la normale et prend quelquefois une apparence rosée ; l'*indican* diminue et l'on trouve même, mais rarement, des traces d'*hémaphéine*.

4° *Dans une forme grave, en pleine défervescence, l'urine aide à reconnaître que cette défervescence touche à sa fin et que la convalescence commence ou va commencer, ce qui vient confirmer les données pronostiques fournies par la température.*—Les caractères significatifs qui confirment cette proposition sont fréquents, mais non constants ; ils consistent en une augmentation de la *quantité* et des *matériaux solides* survenant la veille du début de la convalescence ; en outre, une *couleur* de plus en plus pâle, la *polyurie*, l'abaissement de la *densité*, l'élévation des *matériaux solides*, l'*alcalinité* fixe ou ammoniacale, les *sédiments* de phosphate ammoniaco-magnésien, une diminution peu marquée de l'*urée*, la disparition graduelle de l'*albumine* et de l'*indican*, l'augmentation des *phosphates terreux*, le retour de *l'urohématine* à la quantité normale et à la teinte rose, etc., sont d'excellents signes d'une convalescence normale et régulière.

5° Les caractères de l'urine pendant l'émission de pus (néphrite catarrhale?) de la convalescence des formes graves, ont leur importance en diagnostic et en pronostic, mais il est indispensable, ici comme partout ailleurs, de les rapprocher des signes fournis par l'état général et par la température, afin de ne point faire de confusion avec les urines purulentes que l'on trouve à la période d'état de quelques formes mortelles. Le *pus* n'a point une signification fâcheuse quand il se montre à la période de convalescence, quand son apparition n'est point accompagnée d'une élévation durable de la température et quand les autres caractères de l'urine continuent à se rapprocher du syndrome no 8, etc. Ces signes favorables ne sont même pas influencés par une réapparition passagère de l'*indican*, une augmentation de l'*albumine* et par la présence d'une petite quantité de *globules sanguins.*

6° Nous savons que la *forme rénale* de la fièvre typhoïde est l'une des plus graves, que ses urines ont un ensemble de caractères qui permettent de la diagnostiquer facilement et que par conséquent l'existence de ces urines dans une fièvre typhoïde est d'un pronostic funeste. Or, il ne faut pas ériger cette signification en thèse absolue et je possède deux observations qui la controuvent (1).

(1) Aucune de ces observations ne figure dans le chapitre de la séméiologie générale. L'une, m'a été communiquée par mon maître, M. Hardy, qui l'a recueillie dans sa clientèle ; l'autre, provenant du service de M. Gubler, a été résumée dans mon *Mémoire sur le Jaborandi.* M. Gubler, en présence de ce dernier malade, avait émis déjà l'hypothèse d'une forme rénale de la fièvre typhoïde.

Ces observations ne tiendraient rien moins qu'à enlever aux urines brightiques de la fièvre typhoïde toute leur importance pronostique, s'il n'était pas possible de trouver dans les caractères même de l'urine, des *signes distinctifs entre les formes rénales mortelles et celles qui peuvent guérir*; le plus important de ces signes est la polyurie; elle apparaît en même temps que commencent à s'amender les principaux symptômes et atteint un degré rès-élevé (1800-3000 c. c.), même en pleine période fébrile. et vers le milieu du deuxième septénaire; dans les cas mortels, au contraire, l'urine plus ou moins abondante au début, puisque chez un malade je l'ai vu osciller de 1100 à 1600 ^{cc}, du deuxième au septième jour, diminue au fur et à mesure que l'état général s'aggrave (850 à 1100 c. c.) Un pronostic ne peut être fondé, dans ces formes, sur la purulence des sédiments, non plus que sur la présence du sang et des cylindres granulo-graisseux, car tout cela existe aussi bien dans les cas mortels que dans ceux qui guérissent.

Le nombre de mes observations est peu important; aussi cette question nécessitera-t-elle de nouvelles recherches, mais je crois que le *signe polyurie a une valeur pronostique favorable assez précise*, et cette valeur est telle qu'on peut l'étendre à la plupart des formes de la fièvre typhoïde et dire, d'une manière générale, que *dans une dothiénentérie, si grave qu'elle soit, l'existence ou l'apparition de la polyurie doit toujours compter au nombre des signes favorables.*

7ᶜ *Une fièvre typhoïde doit récidiver; est-il possible d'abord ae le savoir, et ensuite de préjuger de l'intensité de cette ré-*

version ?—La réponse à cette question est tout entière contenue dans le chapitre II, aux syndromes 16 et 17 ; il est donc inutile d'y revenir autrement que pour dire que la réponse est affirmative dans une certaine mesure, en ce sens que durant la convalescence d'nne fièvre typhoïde, l'existence du syndrome 16 peut faire naître des appréhensions sur la possibilité d'une rechute et que, au début de celle-ci, l'application des notions contenues dans le syndrome 17 fournira des indications pronostiques qui viendront se joindre à celles qui naissent de l'examen direct du malade.

SIGNES PRONOSTIQUES GRAVES.

1o *La maladie est-elle grave? Pronostic sérieux.*—Les caractères de l'urine qui peuvent répondre à cette demande sont ceux qui ont été inscrits dans le syndrome n° 6. Les plus importants sont : la diminution de la *quantité*, de la *densité* et des *matériaux solides* au-dessous des chiffres qui représentent la moyenne des formes bénignes, la présence de *pus*, de *sang*, de *graisse* et de *cylindres* dans les *sédiments*, l'abaissement de l'*urée*, de *l'acide urique* et des *matières extractives* au-dessous des chiffres observés dans les formes simples, l'abondance de l'*albumine* et de l'*indican*, etc., etc.

Quand une fièvre, jusque-là bénigne, prend un caractère malin, les signes précédents apparaissent presque toujours, et cela, au début même des nouveaux accidents, dont ils peuvent servir à confirmer la gravité.

2° *Quand les caractères précédents s'exagèrent, le pronostic devient plus grave encore.* — Ainsi, la diminution de la *quantité* au-dessous de 850 à 900 c. c., coïncidant avec un abaissement de la *densité* au-dessous de 1020, une diminution des *matériaux solides* au-dessous de 45 grammes et de l'*urée* au-dessous de 15 grammes, un chiffre peu élevé de *matières extractives*, une grande quantité originelle d'*albumine* et une augmentation graduelle de celle-ci, un abaissement des *principes inorganiques* au-dessous de 4 gr. 50, des *chlorures* au-dessous de 2 grammes et une grande proportion d'*indican*, sont du plus mauvais augure. *Le pronostic s'assombrit encore*, si l'urine prend une *teinte* jaune verdâtre sale, si l'*acide urique* diminue, si l'*indican* est en assez grande quantité pour que l'urine traitée par l'acide nitrique devienne bleue en masse, etc.; l'augmentation des *phosphates* qui est ordinairement un signe de la défervescence et de la convalescence, aggrave plutôt ici le pronostic, puisqu'il est l'indice d'accidents cérébraux.

On voit que dans l'application des signes pronostiques, il faut bien éviter de se prononcer d'après l'existence d'un seul caractère de l'urine. En pronostic comme en diagnostic, on ne doit émettre un avis que d'après un syndrome, et ceux que nous avons constitués au chapitre II, ont l'avantage de répondre à la fois à ces deux opérations médicales. Pourtant, *il y a de rares caractères qui, même isolés, peuvent être élevés à la hauteur de signes véritables*, mais c'est parce qu'ils résument en eux un syndrome presque complet ; la valeur de ces signes isolés dépend de ce qu'à certains caractères objectifs de l'urine, répondent des anomalies de composition à peu près invariables, dans le sens clinique du mot, et qu'ils ne se rencontrent que dans des conditions pathologiques assez bien déterminées. Le meilleur *exemple* que j'en puisse choisir est celui de ces urines brun-sale, opaques, visqueuses, dénuées de tout reflet et de toute réfringence, rares et de très-faible densité, que l'on trouve seulement aux approches de la mort dans les formes adynamiques de la fièvre typhoïde. *La signi-fication de ces urines est toujours funeste* ; elles présentent en effet, au plus haut degré, les caractères néfastes indiqués plus haut : quantité très-abaissée, densité très-faible, par conséquent, diminution considérable des matériaux solides, de l'urée, des principes salins, abondance de l'albumine et du sang ou de l'hémoglobine dissoute, etc. ; elles peuvent manquer d'indican, ainsi que nous l'avons vu en traitant de ce chromatogène. Ce dernier fait prouve une fois de plus la nécessité de ne s'appuyer habituellement, en urologie, que sur des syndromes et non pas seulement sur des caractères isolés.

CHAPITRE V.

L'étude des urines vient éclairer la pathogénie de la fièvre typhoïde.

La pathogénie est basée sur la solution des deux questions suivantes : 1° Quelles sont les causes génératrices de la maladie ? 2° Quel est le mode d'action de ces causes sur l'organisme et comment celui-ci réagit-il sous leur influence ?

On est aujourd'hui d'accord pour admettre que la fièvre typhoïde est une intoxication putride causée par

un poison d'origine animale mais encore inconnu. Tantôt
ce poison se développe primitivement dans l'économie
troublée par de mauvaises conditions hygiéniques; tantôt,
il a une origine extérieure (sol, air, eau, aliments, con-
tagion, etc.) et vient frapper un organisme en état de
réceptivité morbide. Donc, on sait qu'il existe un poison,
mais on discute encore sur sa nature et sur son mode
d'action. L'urologie peut-elle nous aider à éclaircir les
discussions ? La lecture des chapitres précédents a dû
démontrer déjà que si l'examen des urines ne pouvait rien
nous apprendre sur l'existence et la nature du poison, il
était susceptible de jeter une certaine lumière sur la façon dont l'organisme est frappé par la cause morbifique.

Je vais donc chercher d'abord si les indications que
l'ont peut tirer des modifications de l'urine et si celles
qui résultent des analyses du sang, de l'air expiré, etc.,
loin de se contredire, s'associent de manière à former
un ensemble dont la résultante serait une sorte de *statique chimique de la fièvre typhoïde*, statique qui nous
donnerait, non pas une idée directe du processus typhique, mais bien les conséquences de l'évolution de ce
processus, c'est-à-dire, qui répondrait à notre dernière
question pathogénique, à savoir : Quelle est la manière
dont les causes morbifiques ont agi sur l'organisme ?

Cela fait, je verrai si la réponse que nous ferons à
cette question, en un mot si la pathogénie basée sur cette
statique chimique, peut rendre compte de la nature de
quelques expressions symptomatiques de la maladie, en
faisant connaître leur trait d'union avec les états morbides qui les engendrent. Comme corollaire, il faudra
s'assurre si le mode pathogénique que nous avons adopté

'est capable d'expliquer toutes les modifications urinaires, sanguines, etc., trouvées dans les différentes formes et périodes de la fièvre typhoïde.

S'il y a concordance parfaite entre les résultats de cette triple étude, à la fois analytique et synthétique, la notion pathogénique qui en sortira, possédera une triple preuve de son exactitude, et l'on sera en droit d'en tirer des applications immédiates à la thérapeutique.

Malheureusement, ce cadre ne saurait être rempli d'emblée : nos connaissances actuelles ne permettent guère que de le tracer et d'indiquer quelques points de repère : c'est un essai, ce n'est rien de plus.

1° ESSAI DE STATIQUE CHIMIQUE DE LA FIÈVRE TYPHOÏDE.

Quelles sont les modifications de l'urine, du sang, des gaz expirés, des matières fécales, de la bile, etc.; à quel processus morbide répondent ces modifications?

Notre base d'opération est la fièvre typhoïde commune d'intensité moyenne. Voici l'exposé des faits :

La somme des principes solides éliminés dans les vingt-quatre heures tend plutôt à augmenter qu'à diminuer, relativement à l'état normal, puisqu'elle s'élève à 52 gr. 30 environ, tandis que la moyenne normale est de 50 gr. : cette légère augmentation a d'autant plus de valeur, que l'individu atteint ne mange pas, et que les produits éliminés proviennent, en majeure partie, de la désintégration de sa propre substance; et de fait, on

sait que la fièvre typhoïde est une des maladies qui mai-
grit le plus les sujets qui en sont atteints (1).

Quels sont ces principes solides? Ce sont d'abord de
l'urée, puis des matières extractives, de l'acide urique
et de l'albumine, puis des sels inorganiques. A l'état
normal, les *sels inorganiques* contenus dans l'urine sont
pour la plupart d'origine alimentaire ; le reste provient
de l'usure des tissus ; dans la fièvre typhoïde, les sels de
la première catégorie (chlorures, phosphates) diminuent
considérablement ; ceux de la deuxième (sulfates) augmentent assez sensiblement. L'*urée* descend peu au-dessous du chiffre de l'état de santé ; elle le dépasse même
au début; quant à l'*acide urique* et aux *extractifs*, ils sont

(1) M. Thomas Layton a étudié, dans un travail fort bien fait, les
pertes de poids que les malades éprouvent dans un grand nombre
d'affections aiguës et chroniques (Etude sur l'influence des causes
qui altèrent le poids corporel de l'homme adulte malade. — Thèse de
Paris, 1868). Voici les résultats principaux de ses investigations dans
les maladies aiguës :

	Perte par jour jusqu'au moment de la convavalescence. Moyenne.
Fièvre typhoïde :	238 gr.
Pneumonie :	387 gr.
Rhumatisme articulaire aigu :	373 gr.

La perte par jour est moins considérable dans la fièvre typhoïde,
mais comme cette maladie dure plus longtemps que les deux autres, la
perte totale est plus grande. C'est là une conclusion que Layton n'a
pas tirée de ses recherches, mais qui en découle, d'après l'examen que
j'en ai fait.

Voici les chiffres :

	Perte totale du poids.
Fièvre typhoïde :	6531 (5 observations).
Pneumonie :	5294 (4 obs.).
Rhumatisme articulaire aigu :	5130 (2 obs).

Je n'ai pris dans les observations de Layton que celles qui peuvent
être considérées comme des types.

presque doublés. On trouve en outre de l'*albumine* ou de l'*albuminose* d'une manière constante. Comme la quantité d'urine diminue un peu, en raison des pertes plus abondantes de liquide par la peau et surtout par l'intestin, la densité augmente dans des proportions analogues.

Quelle est l'induction que l'on peut tirer de ce groupe de faits? *C'est que dans la période d'état de la fièvre typhoïde, il existe une exagération de la désassimilation, mais que tous les déchets de celle-ci ne subissent pas la même évolution et qu'une grande partie d'entre eux demeurent à l'état de combustion imparfaite, qu'enfin la destruction est assez intense pour qu'une petite quantité de matières protéiques et grasses passent directement dans l'urine, sans avoir accompli le moindre effet utile.*

La *confirmation* de cette induction nous est donnée par les faits suivants :

Les *matières fécales* entraînent de l'albumine, des sels ammoniacaux d'origine évidemment azotée et probablement albuminoïde, des phosphates et des chlorures; (Remak, Chalvet, etc.) (1). La *bile* est riche en graisse, en leucine et en tyrosine, qui sont aussi des produits arrêtés dans leur évolution; *l'air expiré* contient un quart ou un cinquième d'acide carbonique en moins que dans l'état normal (Doyère, Hervier et Saint-Lager) (2); le *sang* renferme un peu moins d'albumine en circulation (Becquerel et Rodier), moins de fibrine, mais plus de

---

(1) Voir aussi Maljean. — Sur le symptôme fétidité (Thèse de Paris, 1873).

(2) P. Doyère. — *Moniteur des hôpitaux*, t. II, p. 97.

Hervier et Saint-Lager. — *Comptes rendus de l'Académie des sciences* t. XXVIII, p. 635 et t. XXIV, p. 454.

matières extractives (Chalvet, Hoepffner, Albert Robin).

Donc, il résulte de cet exposé général :

1° *Que dans la fièvre typhoïde, la désassimilation est fort augmentée, un grand nombre d'éléments anatomiques étant frappés de mort par la cause morbifique, quelle qu'elle soit ;*

2° *Que les déehets de cette dénutrition sont très-imparfaitement brûlés, qu'ils encombrent le système circulatoire et qu'ils tendent d s'éliminer par tous les émonctoires, à l'état de produits plus ou moins incomburés.*

Quels sont maintenant, parmi les tissus, ceux que le processus destructif atteint de préférence? Sur ce terrain, des hypothèses plus ou moins rationnelles sont seules possibles, car une réponse certaine ne peut s'appuyer que sur l'expérimentation.

Les *matières albuminoïdes des tissus musculaires et du sang* paraissent être les premières qui soient touchées, comme le prouvent : la dégénérescence de Zenker, la diminution de la plasmine (un cinquième d'après Denis) et l'augmentation des extractifs dans le sang, la présence d'urée (Bibra) et d'une assez grande quantité de créatine et de créatinine (Schottin) dans le tissu musculaire, d'une part ; l'augmentation des matières organiques azotées brûlées ou non brûlées dans l'urine, la présence de principes analogues dans les matières fécales et dans la bile, d'autre part.

Chose assez remarquable, les analyses de l'urine et du sang s'accordent pour démontrer que les *globules sanguins sont moins détruits dans la fièvre typhoïde que dans d'autres maladies.* En effet, d'après l'analyse directe du sang, la quantité de globules reste normale ou tend même parfois à augmenter pour Andral et Gavarret; elle diminue à peine pour Becquerel et Rodier ; elle diminue un peu plus pour Denis (de Commercy); pour M. Gautier, à la période d'augment, les globules rouges sont plutôt augmentés, tandis qu'ils tendent à diminuer peu à peu à la période d'état; M. Quinquaud reprenant la question avec des procédés nouveaux, a confirmé l'ensemble des opinions précédentes ; pour lui, la fièvre typhoïde est une des maladies fébriles qui diminuent le moins la quantité d'hémoglobine contenue dans le sang (1). D'un autre côté, les analyses de l'urine montrent que ceux de ses chromatogènes et de ses pigments qui dérivent plus immédiatement d'une destruction normale de l'hémoglobine, c'est-à-dire, l'urohématine et l'urochrome, sont normaux ou diminués, et que les pigments qui proviennent d'une destruction globulaire exagérée, c'est-à-dire, l'hémaphéine et l'uroérythrine, sont absents ou du moins très-rares : la bile enfin, contient moins de pigment, fait important à noter quand on se souvient des rapports qui unissent la bilirubine et l'hématoïdine. Qu'une phlegmasie survienne dans le cours de la fièvre typhoïde, ou que la maladie débute avec des allures inflammatoires, les globules rouges diminuent dans le sang (1), et l'on

(1) Quinquaud. — *Comptes rendus de l'Académie des sciences*, 1873.

1 Hémoglobine de la fièvre typhoïde,			de 91 à 120 pour 1000.
2	—	— granulie,	67 à 81
3	—	— pneumonie,	90 à 106
4	—	— rhumatisme articu-	
		laire aigu.	81,7 à 86
5	—	— fièvre intermittente,	86 à 96
6	—	— pleurésie,	81,7 à 96

(1) Voir A. Gautier. — *Loc. cit.*, T. II, art. Pathologie du sang.

trouve dans l'urine, soit une plus grande quantité d'urohématine et d'urochrome, soit de l'hémaphéine ou de
l'uroérythrine. Ce fait pourrait servir à différencier peut-
être la fièvre typhoïde des phlegmasies; la première s'at-
taque à tout l'organisme et surtout aux albuminoïdes et
aux muscles ; les secondes tuent principalement les globules rouges : les analyses du sang et des urines paraissent bien d'accord sur ce point.

2. APPLICATION DES FAITS PRÉCÉDENTS.

Voilà une première série des faits : cherchons si elle
peut rendre compte de quelques-unes des diverses expressions symptomatiques de la maladie.

Nous allons trouver la réponse dans la comparaison de
nos syndromes urologiques aux diverses périodes et formes de la dothiénentérie. On peut admettre que plus la
fièvre est grave, plus l'action du poison typhique a été
énergique, plus le processus destructif a été intense ; donc
dans les formes graves, le système circulatoire est en-
combré par les déchets des éléments anatomiques frappés de mort ; et pourtant nous savons qu'à la période
d'état, les individus sérieusement atteints éliminent, en
moyenne, un peu moins par l'urine que ceux qui sont
moins gravement malades (1). Or, il y a plus de destruction
et moins d'élimination; le poison typhique continue toujours à agir et jette encore dans la circulation, déjà sur-
chargée, de nouveaux éléments organiques ; *les résidus
de la mort des tissus sont retenus dans l'organisme et c'est
cette rétention qui produit l'état typhoïde.*

(1) Voir au chapitre I. p. 100, le paragraphe des matières extractives.

La distinction doit être faite entre le poison générateur et les effets qu'il détermine d'une part, et les symptômes dus à la rétention des détritus organiques, d'autre
part : le second élément est commun à toutes les maladies qui présentent des symptômes typhiques (1) ; la
symptomatologie de la dothiénentérie, au contraire, est
la résultante de la combinaison de ces deux facteurs. Le
premier est encore insaisissable pour nous, mais l'existence du second est tellement dominante dans la fièvre
typhoïde, qu'elle imprime à l'urine une caractéristique
dont la valeur diagnostique n'a plus besoin d'être démontrée, car elle n'est pas masquée par les caractères qui
proviennent de l'influence du facteur primordial : et,
comme je l'ai dit plus haut, c'est là ce qui fait toute la
différence entre les urines de la fièvre continue et des
maladies typhoïdes, puisque, dans ces dernières, l'état
typhoïde essentiellement dentéropathique, obscurcit peut-
être, mais n'annihile pas, du côté des urines, l'image du
processus causal.

De tout cela découle une proposition : *Un des éléments
principaux de la gravité de la maladie dans la fièvre typhoïde, c'est l'intensité de la destruction des tissus et la rétention des produits de cette déchéance dans l'organisme* (2).

(1) Cette opinion sur la nature de l'état typhoïde était celle d'Andral
et de Trousseau (*clinique médicale de l'Hôtel-Dieu*). Elle est formulée
aussi par Bouillaud, dans sa Noso-graphie. Andral admettait un rapport direct entre l'état typhoïde et la défibrination de sang, Plus tard,
Chalvet et Schottin en ont tenté la démonstration.

(2) Voici une preuve, en quelque sorte expérimentale, de cette proposition. C'est que si l'on additionne les pertes journalières par les
urines, des malades atteints de fièvre typhoïde et que l'on divise cette
somme par le nombre des jours qui représentent la durée de la maladie,

La preuve clinique de cette assertion est facile à donner : en effet, renvoyant pour le détail des chiffres aux chapitres précédents, voici des points significatifs :

1° L'urine contient d'autant moins de matières solides que la fièvre typhoïde est plus grave.

2° Plus la fièvre est grave, moins l'urine renferme d'urée.

3° Dans les fièvres graves, l'élimination des matériaux solides est plus considérable pendant la défervescence et la convalescence que pendant la période d'état ; les premiers symptômes d'amélioration sont ordinairement précédés ou coïncident avec des éliminations plus abondantes dont ils ne paraissent être que les conséquences.

4° Les fièvres sans diarrhée et sans sueurs sont plus graves que les autres, à moins que les éliminations par l'urine n'entraînent ce que diarrhée et sueurs auraient porté au dehors ; dans ce dernier cas, l'excès d'extractifs ayant été séparé de l'organisme dès l'origine et le processus destructif ayant rapidement cessé, les matériaux

le quotient sera sensiblement égal pour toutes les formes, mais la somme primitive diffère dans chacune de celles-ci.

	Perte totale par les urines.	Durée de la maladie.	Perte par jour.
	Gr.	Jours.	Gr. c.
Formes bénignes :	989	18	54,90
— moyennes :	1477	27	54,74
— graves non mortelles :	2297	42	54,70

En dehors de la question de durée qui augmente considérablement les chiffres, ces derniers montrent néanmoins que le processus destructif est d'autant plus intense que la forme a été plus grave. La rétention, d'autre part, est bien mise en lumière par ce fait que les formes graves ont éliminé à leur période d'augment et d'état, moins de principes solides que ne l'eut comporté l'intensité de la destruction.

solides, au lieu d'augmenter, diminuent aux périodes subséquentes.

5° Dans les cas qui débutent avec un appareil symptomatique assez sérieux et qui se jugent par des sueurs abondantes, la sueur, loin de faire diminuer les matériaux solides éliminés par l'urine, coïncide, au contraire, avec une augmentation de ceux-ci, et l'amélioration ne paraît être, en somme, que la conséquence du départ des produits de dénutrition, à la fois par les reins et par la peau. C'est la *crise* dans son acception la plus parfaite.

6° Les malades qui ont des *réversions* vers la fin la défervescence ou bien dans les premiers jours de la convalescence, avaient excrété, aux périodes de la première atteinte, une quantité de principes solides inférieure au taux habituel ; et dans la deuxième atteinte, la proportion de ces matériaux est, aux trois périodes, bien plus basse qu'il n'arrive, même dans les formes les plus bénignes. Ne pourrait-on pas en inférer que l'une des conditions de la rechute se trouve dans cette excrétion imparfaite et que *la fièvre typhoïde à rechute est une maladie qui fait son élimination en deux temps ?* Ou bien, comme l'albuminurie continue pendant la défervescence et la convalescence de la première atteinte, n'y aurait-il pas *continuation latente du processus destructif ?* Points hypothétiques encore, mais dont l'action combinée ne paraît pas devoir être sans influence sur l'apparition de la récidive Enfin, ces hypothèses ne donneraient-elles pas plus d'autorité à l'opinion qui considère la réversion comme une forme évolutive particulière et non pas seulement comme une simple rechute de la maladie ?

Albert Robin.

16

7° Dans les formes thoraciques d'intensité moyenne, où la diarrhée est moindre, l'excrétion urinaire contient plus de matériaux solides ; le départ, moins abondant par l'intestin, se fait donc en grande partie par le rein.

8° C'est dans la forme adynamique mortelle, où les conditions de destruction se trouvent réunies avec le plus d'intensité, que la proportion des matériaux solides et d'urée contenus dans l'urine tombe au plus bas.

9° L'albuminurie disparaît parfois aux alentours de la défervescence, vers la fin de la période d'état : ne serait-ce pas là un indice de l'arrêt du processus destructif aux abords de la défervescence, laquelle serait tout entière consacrée au rejet des résidus accumulés pendant les premières phases?

10° L'influence favorable des hémorrhagies légères (Trousseau), le pronostic grave porté par Récamier sur les malades atteints de fièvre typhoïde et qui ne maigrissent pas, sont encore des preuves cliniques de cette nocuité de la rétention.

11° L'albuminurie est en raison directe de la gravité de la maladie (preuve de la destruction).

La proposition dont les preuves viennent d'être données ne serait pas complète, si l'on ne faisait pas intervenir la NATURE des déchets organiques. Dans cet ordre d'idées, un fait domine tous les autres : *les résidus des tissus sont d'autant plus dangereux que leur évolution est plus imparfaite* (1).

(1) Ce danger provient-il du peu de solubilité, et par conséquent, de l'élimination difficile de ces produits d'oxydation imparfaite, ou bien de leur toxicité propre. D'après les faits connus, les deux hypothèses peuvent se défendre ; il est probable que les deux causes exercent simultanément leur influence.

Dans la fièvre typhoïde, il est évident qu'il existe une insuffisance dans l'élaboration de ces déchets ; cette insuffisance tient-elle à la manière dont le poison typhique a frappé l'organisme et à la nature primitive des produits de destruction qui seraient moins aptes à subir l'action de l'oxygène ; ou tient-elle, au contraire, à une diminution absolue ou relative de la quantité d'oxygène en circulation? C'est ce que nul ne saurait dire encore. Prenons donc le fait tel qu'il est, sans remonter à son origine. Or, *plus la fièvre typhoïde est grave, plus les produits incomburés abondent dans les urines et moins l'on y trouve de produits parfaitement brûlés, donc plus les oxydations sont compromises;* on en verra plusieurs preuves dans les propositions précédentes et surtout dans les faits formulés ci-après :

1° Dans les *cas légers* de la fièvre typhoïde, les principes organiques contenus dans l'urine sont, par ordre de quantité :

A. L'*urée*, produit représentant le maximum de l'évolution des albuminoïdes (soluble dans l'eau et par conséquent facile à éliminer).

B. Les *extractifs* et l'*acide urique*, qui représentent un degré d'évolution moins avancé (peu solubles dans l'eau et par conséqnent difficiles à entraîner).

C. L'*albumine*, produit incomburé (forçant, pour passer à travers le rein, les lois de la dyalise).

2° Dans les *cas graves*, la proportion est renversée de la manière suivante : il y a presqu'autant et parfois plus d'extractifs que d'urée ; il y a toujours plus d'albumine.

3° Dans les *cas mortels*, il y a toujours plus d'extractifs que d'urée et l'albumine augmente dans de grandes proportions.

Certes je suis bien loin de croire que les formules précédentes répondent complètement aux questions que nous nous sommes posées au début de ce chapitre. Ces notions ne sont évidemment qu'un élément particulier de la maladie envisagée sous l'une de ses faces et seulement au point de vue urologique dont je ne veux pas m'écarter ici. Malgré cela elles pourront aider à rendre compte d'un certain nombre de symptômes dans la genèse desquels elles jouent un rôle plus ou moins adjuvant.

Nous connaissons déjà leur valeur dans l'interprétation de quelques-uns de ces symptômes, tels que l'état typhoïde, la diarrhée, les sueurs et les hémorrhagies (épistaxis nasales et utérines), etc., qui sont aussi des moyens d'élimination ; il serait facile de l'étendre à nombre d'autres symptômes et en particulier à tous ceux qui dérivent de la désintégration rapide et profonde du système musculaire, tels que l'anéantissement des forces, la dépression de tout l'organisme, l'amaigrissement de la convalescence ; et à propos des lésions musculaires, lorsque l'on cherche à les expliquer, elles et leurs symptômes, par l'excès de la température, ne commet-on pas une erreur, en élevant à la hauteur d'une cause, ce qui n'est en réalité qu'un effet, aucune action chimique ne pouvant avoir lieu sans une production équivalente de chaleur, de mouvement, etc.

Ces exemples résultent trop évidemment de toute la teneur de ce mémoire, pour que j'y insiste davantage. Je n'ajouterai qu'un mot au sujet des urines purulentes (pyélo-néphrite catarrhale ?) de la convalescence des fièvres graves. Ne reconnaissent-elles pas aussi pour l'une de leurs causes, le travail éliminateur plus ou moins exagéré qui survient à cette période des cas graves, travail effectué par des organes qui ont reçu, comme tous les autres, l'atteinte désorganisatrice du poison typhique et qui sont soumis à un excès de fonctionnement alors qu'un repos relatif leur serait nécessaire pour récupérer leur intégrité primitive ? La formation de ce pus n'explique-t-elle pas mieux les recrudescences transitoires de la température qui surviennent à la convalescence et qu'il faut distinguer de celles dues à la *fébris carnis* ou à la reprise prématurée de l'alimentation, que l'hypothèse émise dans un ouvrage récent et attribuant cette fièvre passagère à une « habitude acquise du système nerveux ? » La première théorie est conforme à la fois à l'observation et à l'interprétation rationnelle qu'on peut en faire ; la seconde n'est qu'une vue de l'esprit, ne reposant sur aucune base scientifique sérieuse.

Maintenant, la réponse à la troisième question posée au début de ce chapitre, à savoir : si le mode pathogénique que nous avons adopté est capable de rendre compte de toutes les modifications du sang, de la bile, des matières fécales et de l'urine, dans la dothiénentérie, cette réponse, dis-je, est implicitement contenue dans tout ce que je viens d'avancer; elle est affirmative : mais l'est-elle au même degré pour tous les caractères de tous les liquides signalés ? Je ne saurais le dire que pour l'urine, n'ayant pas d'expérience personnelle sur les autres produits. Quant à ce qui concerne l'urine, les preuves de ce dire viennent, en partie, d'être exposées, et la répétition des comparaisons entre la théorie et les faits m'entraînerait à trop de redites inutiles pour que je l'effectue encore ici ; mais, si l'on met toutes celles des variations de ce liquide qui ont été étudiées à l'article de la séméiologie, en rapport avec les théories générales qui viennent d'être établies, on verra que l'accord est parfait pour l'immense majorité d'entre elles.

En un résumé rapide, je comprends ainsi le processus typhique : l'organisme est en état de réceptivité morbide ; il reçoit ou engendre le poison animal générateur de la maladie ; les tissus et les appareils sont touchés à des degrés divers, mais tous subissent l'action désintégrante du poison. *Voilà le premier acte.*

Les produits de la destruction des tissus s'entassent dans toute l'économie, et la cause destructive qui agit toujours, en augmente, à chaque instant, la quantité : leur élimination est donc indispensable ; pourquoi se fait-elle moins rapidement dans la fièvre typhoïde que dans les phlegmasies où l'intensité de la destruction est souvent plus énergique? Par les raisons suivantes :

1° Les produits de destruction sont peu solubles, donc plus difficilement entraînables.

2° L'hématose est diminuée et la quantité d'oxygène en circulation n'est pas proportionnelle à la quantité de parrallèle produits à brûler.

3° Les émonctoires sont intéressés comme les autres appareils et les autres tissus ; leur activité fonctionnelle s'amoindrit au moment où il faudrait qu'elle fût augmentée : et parmi ceux-ci, l'émonctoire primitif, celui qui joue le rôle principal, puisque c'est lui qui pratique le *drainage des tissus* et qui prend, par conséquent, les résidus à leur origine, le système lymphatique, en un mot, est plus directement atteint que tous les autres systèmes par l'agent toxique (1), d'où contact plus prolongé des parties mortes avec les parties vivantes ; d'où production de conditions osmotiques absolument inverses de celles qui seraient nécessaires pour que les tissus pussent se décharger des produits de désintégration qui les encombrent, d'où enfin, retard du courant lymphatique qui doit forcer les obstacles ganglionnaires accumulés sur sa route. *Voilà le deuxième acte.*

Néanmoins, si la quantité des déchets à éliminer n'est pas trop considérable, ou que les émonctoires de sortie (2) soient assez peu lésés pour rester suffisants et pour entraîner les résidus au fur et à mesure que le système lymphatique les verse dans la circulation générale, la fièvre typhoïde est ordinairement d'intensité moyenne et ne prend un caractère grave que dans des circonstances exceptionnelles, telles que, par exemple, l'atteinte plus profonde d'un organe essentiel à la vie (formes cérébrales, spinales, etc.), l'invasion d'une complication, etc.

Si maintenant un émonctoire important est plus particulièrement atteint et dans des conditions qui réduisent de beaucoup son activité fonctionnelle (forme rénale) ; si le système lymphatique est à ce point frappé, que le courant lymphatique subisse un ralentissement encore plus marqué, ou si la destruction des tissus prend des proportions plus exagérées, il est évident que ces conditions agissant isolément ou en concordance, aboutiront à la rétention des résidus organiques et que cette cause

(1) Lésions de tous les organes lymphoïdes, des ganglions abdominaux, trachéaux, inguinaux, (Empis), etc.

(2) Sueurs, urine, diarrhée (bile, exsudation intestinale, etc.), exhalation pulmonaire, épistaxis nasales et utérines, etc.

incontestable de gravité viendra s'ajouter à celles qui résultent de la nature elle-même du poison, des lésions organiques générales et spéciales que celui-ci aura déterminées. *Tel est le troisième acte avec ses deux modalités principales.*

CHAPITRE VI

Applications à la thérapeutique.

Des indications thérapeutiques découlent logiquement de tout l'exposé pathogénique qui précède. Quelles sont-elles et comment pouvons-nous les remplir ? Il faut :

1° Détruire le poison typhique ;

2° Prémunir les tissus et les organes contre son action nocive, c'est-à-dire, diminuer l'énergie de la destruction et accroître la résistance organique ;

3° Eliminer les produits de destruction et par conséquent empêcher la rétention. Cette dernière indication comprend plusieurs points secondaires :

A. Favoriser les combustions et par conséquent l'apport de l'oxygène.

B. Solubiliser les résidus.

C. Veiller à l'intégrité de la circulation mécanique.

D. Aider à l'action de tous les émonctoires.

I. PREMIÈRE INDICATION.

Nos études ne nous apprenant rien sur l'histoire naturelle (genèse, nature, mode d'action, etc.) du poison, nous ne pouvons donc en tirer aucune notion qui réponde à la première indication. Toutefois, l'origine même de l'agent morbide donne une idée des moyens à employer pour le détruire. C'est un poison animal, putride et septique ; il y a donc indication d'user des *antiseptiques* (alcool, acide salicylique, sulfate de quininè, etc.) (1).

II. DEUXIÈME INDICATION.

Les corroborants, les toniques, les dynamophores (Gubler), les médicaments qui ralentissent le mouvement de la destruction, les stimulants qui réveillent l'énergie des forces radicales, tels sont les moyens de remplir la deuxième indication. Les médicaments qui jouissent de ces propriétés sont :

A. Le *quinquina*, qui ralentit le mouvement de destruction, corrobore et augmente la réceptivité dynamique des centres nerveux (Gubler), d'où réveil de l'influence directrice du système nerveux sur la désassimilation.

B. L'*alcool*, par ses propriétés dynamophores (intégration de force par suite de la déperdition de son pouvoir dynamique, et par la faculté dont il jouit de mettre en jeu les forces latentes (Gubler). On peut ajouter aussi que l'alcool, par sa présence dans les tissus, diminue leur désintégration (2).

(1) POLLI a proposé l'emploi des sulfites comme spécifique des fermentations morbides. M. Gubler repousse, non pas l'influence parfois heureuse de ces composés, mais bien la théorie que l'auteur émet sur le mode d'action de ces médicaments (*Commentaires thérapeutiques du Codex,*, p. 549, 1868).

(2) Boëker. — *Arch. gén. de médecine,*, 1849. Diminution de la production d'acide carbonique.

Rabuteau. — *Eléments de thérapeutique,* p. 135.

C. Le *musc*, l'*acétate d'ammoniaque*, par leurs propriétés sténiques.

D. L'*alimentation* par les bouillons et les potages, qui intervient à titre de reconstituant, aide dans une certaine mesure à la réparation, et soutient le malade contre l'aggression prolongée de la maladie.

III. TROISIÈME INDICATION.

Le départ des produits de la destruction exige que ceux-ci soient solubles, que la masse d'eau en circulation soit suffisante pour les dissoudre et les entraîner, que les moteurs des courants circulatoires soient en état de vaincre les obstacles, enfin, que les portes de sortie soient libres. Les moyens thérapeutiques à employer sont les suivants :

A. *Solubilisation des résidus organiques.*

1° Médicaments capables de se combiner avec ces résidus et de les rendres solubles : l'*acide salicylique*, par exemple, qui fixe dans l'économie des corps azotés peu solubles ayant la formule du glycocolle et qui passe dans l'urine à l'état de salicylurate soluble.

2° L'*alcool*, qui exerce une action dissolvante propre.

3° L'*oxygène* qui, par les oxydations qu'il détermine, rend les déchets d'autant plus solubles qu'ils sont brûlés davantage.

Donc, il faut tenter de maintenir l'intégrité de l'appareil respiratoire considéré comme porte d'entrée de l'oxygène : les *ventouses*, appliquées suivant la méthode de M. Jaccoud, paraissent être le moyen le plus efficace de diminuer les congestions pulmonaires et d'agir au moins sur l'élément mécanique de la respiration et par conséquent de l'hématose.

Mais pour que l'oxygène pénètre dans la circulation, il est urgent d'abord que ce gaz existe dans l'air en quantité, en tension et en pureté aussi normales que possible : l'*aération* de la chambre des malades revendique donc une large place dans le traitement (air renouvelé, température ne dépassant pas 15 à 18 degrés centigrades, afin que le poumon puisse absorber une plus grande quantité d'oxygène sous un même volume d'air que si la température était plus élevée).

La peau est, elle aussi, un organe de respiration dont l'intégrité devra être surveillée avec la plus grande attention. On la débarrassera des produits de sécrétion qui s'accumulent à sa surface et gênent son fonctionnement absorbant et éliminateur; il faudra la tonifier et la rafraichir; les *lotions froides vinaigrées*, telles que les pratiquent MM. Gubler et Jaccoud, sont les meilleurs moyens à employer : elles ont, en outre, « l'avantage de maintenir autour du malade une atmosphère odorante qui le ranime et assure la pureté de l'air. »

B. *Dissolution des résidus dans le véhicule qui doit les transporter : surveiller l'intégrité mécanique de la circulation.*

L'eau prise en boisson est le meilleur et le plus inoffensif des dissolvants : à cette action, elle joint d'autres avantages; elle empêche la concentration du sang consécutive aux pertes abondantes par l'intestin; elle augmente la masse des liquides en circulation, et par conséquent, la vis à tergo; elle diminue la densité de ces liquides, ce qui facilite leur écoulement; elle irrigue tous les tissus et crée, par sa présence en excès dans les vaisseaux, des conditions favorables à l'exosmose des extractifs que les éléments anatomiques renferment ; enfin, les liquides excrémentitiels étant moins concentrés, irritent moins leurs émonctoires : donc, il faut faire absorber aux malades atteints de fièvre typhoïde une assez grande quantité (2 à 4 litres) de boissons rafraîchissantes, toniques, acidules (macération de quinquina, eau additionnée de sirop de groseilles ou de limons, eau vineuse, etc.) (1).

Les dynamophores, les toniques, les corroborants, les médicaments stimulants, concourront à maintenir l'énergie des moteurs de la circulation, laquelle sera favorisée par les qualités nouvelles du liquide circulant, comme nous venons de le voir. Mais on pourra leur ajouter aussi la *digitale*, en raison de son action tonique et régulatrice sur les centres circulatoires.

C. — *Aider à l'action de tous les émonctoires, c'est-à-dire, favoriser les exhalations pulmonaire, sudorale, intestinale, les sécrétions biliaire et urinaire, soit maintenir ouvertes les portes de sortie et les débarrasser des déchets qui peuvent s'y amasser.*

Les résidus sont dissous, la dépuration élémentaire de l'organisme s'est effectuée, il faut donc maintenant que les émonctoires jettent au dehors ce qui vient se présenter à eux :

1° Du côté de *tous ces appareils*, se retrouvent les indi-

(1) Voyez Cantani, Priessnitz, Jacque (de Lure), Wanner, etc.

cations de détruire le poison générateur et de corroborer les organes ;

2° Au sujet des *reins*, voie capitale d'élimination, l'*eau*, l'*alcool*, la *digitale*, agissent aussi comme diurétiques (1); à cette indication, se rattache celle d'éviter avec le plus grand soin, la *rétention de l'urine* dans la vessie ;

3° L'*alcool* qui modifie la surface pulmonaire par son passage en nature à travers elle et les *ventouses* qui décongestionnent l'organe, sont de bons adjuvants de son rôle éliminateur ;

4° L'*alcool* aide aussi pour sa part à la sécrétion biliaire, mais les *purgatifs* qui activent l'exhalation intestinale et débarrassent l'intestin des produits plus ou moins septiques dont l'action irritante peut s'exercer sur une muqueuse déjà altérée, les purgatifs, dis-je, sont un élément indispensable de traitement ;

5° Enfin l'*eau*, les *stimulants diffusibles*, et encore l'*alcool* utiliseront du côté de la peau, leurs propriétés excitantes et diaphrorétiques.

En terminant, je voudrais insister sur l'emploi de l'eau à l'intérieur et faire certaines réserves au sujet de l'usage et de l'administration de l'acide salicylique : d'abord, en raison de ses propriétés assez caustiques, il vaut mieux lui substituer, en pratique, le *salicylate de soude* ; ensuite, il a l'inconvénient de diminuer souvent la quantité des urines. La propriété qu'il possède de solubiliser les extractifs et d'aider à leur élimination, resterait donc lettre morte, si l'on ne favorisait le départ de ceux-

(1) Rapprocher de cette indication, le fait sur lequel j'ai plusieurs fois insisté, que les malades qui dès le début et dans le cours de leur fièvre, urinent beaucoup, guérissent mieux et plus vite que ceux qui se trouvent dans les conditions opposées.

ci en ajoutant une action dissolvante à l'action éliminatrice de l'acide : l'*eau* me paraît être encore le plus sûr
moyen d'y arriver; donc, quand on croira utile d'admi-
nistrer l'acide salicylique dans la fièvre typhoïde, au lieu
de le donner en potion alcoolique comme on le fait d'ordinaire, on le fera prendre au malade sous forme de salicylate de soude et dissous dans une grande quantité
d'eau, à l'état de limonade, par exemple (1).

Tels sont les moyens principaux que la thérapeutique
peut mettre en œuvre pour parer aux indications résultant de la théorie pathogénique qui précède, indications
auxquelles je me borne, ne voulant envisager ici qu'un
ensemble et non pas la multiplicité des faits particuliers.
L'association de l'eau, de l'alcool, des purgatifs, du quinquina, des ventouses, des moyens hygiéniques et de l'alimentation, forment les bases de cet ensemble; le musc,
l'acide salicylique, l'acétate d'ammoniaque, la digitale,
en constituent les moyens adjuvants. Etant donné le
mode d'action de chacun d'eux, on réglera leur association et leurs doses suivant l'indication à remplir, (2) et
l'on n'oubliera pas que ces indications varient suivant
la forme, la période, etc., de la maladie. L'examen de
l'urine, donnant, pour ainsi dire, au clinicien la jauge
journalière des désintégrations, des oxydations et des
éliminations, celui-ci trouvera là un élément d'appréciation qui, associé aux signes cliniques habituels, lui permettra de diriger l'action des moyens précédents dans
le sens nécessaire.

(1) 5 gr. à 8 gr. de salicylate de soude par 24 heures, dissous dans 2 à
4 litres de limonade vineuse.

(2) Il existe maintes indications dont je n'ai pas touché mot, mais
encore une fois, je ne m'occupe que de celles qui résultent des données
acquises par l'urologie clinique.

APPENDICE

Sur quelques caractères de l'urine dans la maladie typhoïde du cheval.

Les médecins vétérinaires ne s'accordent pas complètement sur la question de savoir si la fièvre typhoïde,
telle que nous la comprenons chez l'homme, existe chez
le cheval. Afin d'élucider ce point important, la Société
nationale de médecine vétérinaire mit au concours en
1866, la question suivante : *Des affections typhoïdes dans
l'espèce chevaline.* De l'étude des mémoires couronnés, il
paraît ressortir qu'il existe chez le cheval une maladie
d'aspect typhoïde, à manifestations viscérales multiples
(abdominales, pulmonaires, cérébro-spinales, circulatoires), infectieuse et contagieuse, pouvant se développer
à l'état sporadique, enzootique et épizootique, caractérisée cliniquement par la stupeur, la prostration, la
mollesse et l'irrégularité du pouls et par une altération
du sang, n'ayant rien de commun avec les autres maladies du cadre nosologique vétérinaire et ne ressemblant
qu'exceptionnellement à la fièvre typhoïde de l'homme
au point de vue des lésions intestinales (1).

Grâce à mon excellent ami, M. le Dr Paul Bouley, j'ai
pu étudier les urines de deux chevaux atteints de la
maladie typhoïde ; les résultats de ces examens, quoique
fort incomplets, offrent pourtant des caractères qui permettent de les réunir en syndrome.

(1) Consulter sur les maladies typhoïdes du cheval les ouvrages suivants :

H. BOULEY. — Recueil de médecine vétérinaire; *passim.*

SALLE. — De l'Enzootie typhoïde. *Mémoires de la Société nationale et
centrale de médecine vétérinaaire,* 1871.

30° *Syndrome*.

1. *Couleur*. — Jaune foncé rougeâtre à reflets hémaphéiques (1).
2. *Aspect et consistance.*—Urine très-trouble.— Reste trouble après un repos prolongé. — Viscosité énorme.
3. *Quantité*. — Paraît diminuée. — M. Salle cite une observation (obs. VIII de son mémoire) où le cheval guérit après une diurèse et une sudation abondantes (2).
4. *Densité*. — 1035 à 1049.
5. *Matériaux solides*. — 81 gr. 90 à 114 gr. 60.
6. *Odeur*. — De foin ; trés-aromatique.
7. *Réaction*. — Acide.
8. *Sédiments*. — Assez abondants, mais se déposant lentement à cause de la viscosité de l'urine.—Constitués par de l'oxalate et de l'oxalurate de chaux en grande quantité, de l'acide urique fortement teinté de rouge, du carbonate de chaux, très-peu d'hippurate de chaux, de phosphate tribasique et d'urate d'ammoniaque ; des globules blancs, des globules rouges, des cellules détachées des voies urinaires,
9. *Mucus*. — Considérable.

Mitaut. — De la maladie d'acclimation dite typhoïde des chevaux de l'armée. — *Id. Id.*

Palat. — Des affections typhoïdes dans l'espèce chevaline. — *Id. Id.*

Mouchot. — Des affections typhoïdes dans l'espèce chevaline. — *Id. Id.*

Renard.—Etudes sur l'organopathie du cheval qualifiée quelquefois d'affection typhoïde du cheval. — *Id. Id*

Discussion sur l'affection typhoïde du cheval. — *Société centrale de médecine vétérinaire*, mars et août, 1859, — mai et juin, 1865,

(1) Vu l'impossibilité de recueillir l'urine des 24 heures, les évaluations sont rapportées au litre d'urine.

(2) M. Boussingault a constate les principes suivants sur l'urine d'un cheval nourri avec du trèfle vert et de l'avoine. Eau, 910,76. Urée, 31,00. Uro-benzoate de potasse, 4,74. Lactate de potasse, 11,28. Bicarbonate de potasse, 15,50. Carbonate de chaux, 10,82. Carbonate de magnésie, 4,16. Sulfate de potasse, 1,18. Chlorure de sodium, 0.74 Silice, 1,01 (*Annales de chimie et de physique*, 3° série, t. XV, p. 97).

10. *Urée.* — 26 gr. à 60 gr. Dans ce dernier cas, l'urine s'est prise
   en masse par l'addition d'acide nitrique.
11. *Acide urique.* — Très-abondant.
12. *Acide hippurique.* — Paraît diminué.
13. *Matières extractives.* — Augmentées.
14. *Albumine.* — Assez abondante.
15. *Sucre.* — Absent.
16. *Chlorures.* — 0 gr. 60 et 0 gr. 80.
17. *Acide phosphorique total.* — 0 gr. 50 et 0 gr. 45.
18. *Phosphates terreux.* — Diminués.
19. *Carbonate de chaux.* — Diminué.
20. *Oxalate de chaux.* — Abondant.
21. *Urohématine.* — Assez augmentée.
22. *Indican.* — Très-considérable.
23. *Hémaphéine.* — Traces.
24. *Uroérythrine.* — Absente.

Les traits principaux de ce syndrôme sont : la viscosité énorme de l'urine, sa densité élevée et sa richesse en
matériaux solides, en urée, mucus, acide urique, oxalate de chaux, urohématine et indican, la diminution de
l'acide hippurique, des chlorures, de l'acide phosphorique et des phosphates terreux, du carbonate de chaux;
l'absence d'uroérythrine et d'hémaphéine, la présence de
l'albumine, l'acidité de la réaction, l'existence dans les
sédiments de globules blancs et rouges.

Résumons rapidement les *inductions* que l'on peut tirer
de ce groupement de caractères :

1º—Cette urine est celle d'un animal qui vit aux dépens de sa propre substance; on n'y retrouve que des
traces de sa condition d'existence habituelle ; les matériaux qui dérivent de l'alimentation y sont assez diminués.

2º —La présence des produits dérivés de l'hémoglobine

indique une destruction assez active des globules rouges, fait qui est bien en rapport avec la diminution de ces éléments constatée par l'analyse du sang.

3° — L'albumine dépend-elle de cette altération du sang ou bien d'une désintégration élémentaire plus considérable? C'est ce que l'on ne peut affirmer: pourtant l'organisme paraît assez profondément touché dans toutes ses parties, comme l'indiquent les manifestations multiples de la maladie, et il est probable, que de ce côté-là, du moins, la fièvre typhoïde de l'homme et celle du cheval possèdent quelques points de contact.

4° — La présence du sang et des globules blancs dans l'urine, annonce une détermination assez énergique du côté des voies urinaires.

5° — Sans vouloir faire une assimilation si éloignée qu'elle soit, je rapprocherai la diurèse et la sudation observées par M. Salle au moment de la défervescence, de la polyurie que nous avons signalée à la période correspondante de la fièvre typhoïde. — Cette dernière n'aurait-elle pas été chez le cheval comme chez l'homme une crise éliminatrice?

Il faudrait trop sacrifier à l'hypothèse pour induire de ces caractères une donnée soit pathogénique, soit thérapeutique; j'ai voulu simplement rapporter les deux faits observés : il serait aujourd'hui prématuré de vouloir forcer leurs conséquences, et la seule indication qui puisse en sortir, c'est la nécessité d'étudier les urines dans les maladies similaires chez l'homme et les animaux domestiques, afin d'apporter un élément de plus dans la connaissance de leurs rapports et de leurs dissemblances.

CONCLUSIONS

1° — L'urologie doit être utilisée en clinique et placée sur le même rang que les autres moyens d'exploration . Les signes fournis par les urines n'ont de valeur que si on les associe à tous ceux qui sont acquis par les autres procédés séméiologiques.

2° — La technique de l'urologie peut être rendue clinique.

3° — Les divers caractères cliniques présentés par l'urine dans la fièvre typhoïde sont suceptibles d'être réunis en syndrômes afférents aux diverses périodes et formes de la maladie.

4° — Un grand nombre de maladies ont pour caractères commun : l'état typhoïde. Quand dans l'une de ces maladies, on rencontrera le syndrôme urologique type de la fièvre typhoïde, on pourra ajouter ce signe à ceux qui militent en faveur de cette affection et conclure à son existence.

5° — L'absence des syndromes de la fièvre typhoïde ne devra pas faire éliminer d'emblée cette maladie ; mais elle inspirera des doutes sur son existence, et, dans le cas où le diagnostic en serait porté, elle pourra mettre sur la voie d'une complication ou de quelque phénomène anormal.

6° — Ces syndromes sont applicables aussi au diagnostic des périodes et des formes de la fièvre typhoïde.

7° —- Les caractères des urines viennent en aide au pronostic de la maladie ; dans quelques cas, en l'absence de tout symptôme clinique suffisant, ils pourront constituer, à eux seuls, des signes pronostiques (syndrome prénonitoire de la défervescence).

8° — La pathogénie de la fièvre typhoïde est éclairée par l'interprétation rationnelle des modifications diverses subies par les urines.

9° — La thérapeutique peut bénéficier aussi des résultats de cette interprétation.

10° — La médecine vétérinaire et la pathologie comparée peuvent tirer parti de cet ordre de recherches.

INDEX BIBLIOGRAPHIQUE.

1re PARTIE

Bibliographie des Ouvrages et Mémoires dans lesquels les auteurs se sont occupés de quelques-uns des caractères de l'urine de la fièvre typhoïde (1).

1838 MARTIN-SOLON. De l'albuminurie ou hydropisie causée par la maladie des reins : des modifications de l'urine dans cet état morbide à l'époque critique des maladies aiguës et durant le cours de quelques affections bilieuses. *Paris.*

1839 RAYER. Traité des maladies des reins.

1841 BECQUEREL. Séméiotique des urines. *Paris.*

1842 LHÉRITIER. Traité de chimie pathologique. *Paris.*

1843 DUMESNIL. De l'inspection des urines, de leurs états critiques et albumineux dans les maladies aiguës. *Thèse de Paris.*

1847 MARTIN-SOLON. De l'urine dans la fièvre typhoïde. *Arch. gén. de méd.,* t. XV, p. 545.

1848 FINGER. Recherches statistiques sur l'albuminurie qui n'est pas liée à la maladie des reins. *Archives générales de médecine,* t. XVII p. 358.

1850 OPPENHEIMER-SELIGMANN. De l'albuminurie comme symptôme dans les maladies. *Thèse de Paris.*

1852 HELLER. Ueber das Albumin als Bestandtheil des Harns im Krankheit. *Heller's Archiv.*

— SIGMUND. *Arch. für phys. und path. Chemie und Mikrosc.* Wien t. II, p. 7.

— ZIMMERMANN. Der typhöse Prozess unter des expectativen Behandlung. *Deutsch. Klinik.*

(1) Les ouvrages cités déjà dans le texte, ne sont point inscrits dans cette bibliographie.

1853 Banaston. Etudes sur quelques points de l'histoire de l'albuminurie. *Thèse de Paris.*

— Berthault. Considérations sur l'albuminurie dans ses rapports
physiologiques et pathologiques. *Thèse de Paris.*

— Dumas Jean. De l'albuminurie considérée comme symptôme.
Thèse de Paris.

— Edwards. On the condition of the urine on typhus and typhoïd
fever. *Edinb. Monthly Journ. of med. sc.*

— Flint. Clinical reports on continued fever. *Buffalo.*

— Moussette. De l'albuminurrhée considérée dans ses rapports avec
les maladies. *Thèse de Paris.*

1854 Becquerel et Rodier. Traité de chimie pathologique. *Paris.*

— Trotter. Albuminous urine in continued fever. *The Lancet.*

— Vogel. *Henle's und Pfeuffer's Zeitschrift.*

1855 Gubler. Leçons cliniques faites sur l'albuminurie à l'hôpital
Beaujon (*non publié*).

— Moos. *Zeitschrift für rat. med.*

— Rouby. De l'albuminurie comme symptôme dans les maladies.
Thèse de Paris.

— Sidey. Review on typhus und typhoïd fever. *Brit. and. foreign
med.-chir. Review.*

— Wachsmuth. Zur Lehre vom Fieber. *Arch. der Heilkunde.*

1857 Luton. Etude sur l'albuminurie.

— Montanier. Des conditions pathogéniques et de la valeur séméiologique de l'albuminurie. *Thèse d'agrégation.* Paris.

— Lehmann (Fr.). *Inaug. Dissert. Zurich.*

— Handfield Jones. Obs. on elimination of fever. *British Med.
Journ.*

1858 Brattler. Beitrag zur Urologie. *Munich.*

— Johnson. On albuminuria in typhus and typhoïd fever. *Medical
Times and Gazette.*

— Oppolzer. Zür Diagnostic and Therapie der Typhus. *Wiener Med.
Wochenschrift.*

— Warneke. Harnstoffausscheidung in Typhoïd Fieber. *Bibl. for
Laeger*, t. XII, p. 330.

— Handfield Jones. On the theory of elimination in the treatment
of disease. *British Med. Journal.*

1859 Kerchensteiner. Beobachtungen aus der Pfeuffer's Klinik. *Zeitschrift für rat. Med.*

— Parkes. On the value of albuminuria. *Medical Times and Gazette.*

— Schmeisser. Untersuchung einer Tyrosin enthaltenden Harns. *Archiv. der pharm.*

— Schwartz. Nieren Affection bei Typhus. *Beitrag zur Heilk. Riga.*

— BEDFORD-BROWN. On the state of the nutritive fonctions during the progress of continued fever *Amerie Journ. of med. sc.*

1860 JACCOUD. Des conditions pathogéniques de l'albuminurie. *Thèse de Paris.*

— KORNER. Ueber Albumin im Verlaufe acuter Krankheiten.

— LORAIN. De l'albuminurie. *Thèse d'agrégation.* Paris.

— SCHOTTIN. Ueber die Ausscheidung von Kreatin und Kreatinin durch Harn und Transsudate. *Arch. der Heilk.*

1861 GOLDING–BIRD. De l'urine et des dépôts urinaires. *Traduction française.* Paris.

— SMOLER. *Prager Vierteljahrschrift*, t. II.

1862 DURANTE. Des altérations de l'urine dans quelques maladies aiguës. *Thèse de Paris.*

— METTENHEIMER. Ueber Ausscheidund von Kornigen Blutfarbstoff durch den Urin. *Wurtzburger Med. Zeitschrift.*

— PRIMAVERA. Trattato de chimica clinica. *Napoli.*

1863 ABEILLE. Traité des maladies à urines albumineuses et sucrées. *Paris.*

— CHALVET. Du peu d'importance de l'examen clinique des urines dans le diagnostic et le pronostic de la fièvre typhoïde. *Gaz. des hôpitaux.*

— PRIMAVERA. *Ann. di chimica applicata alla medicina.*

— *Idem.* Valeur séméiologique de l'absence des chlorures dans les urines. *Gaz. des hôpitaux.*

— PRIMAVERA et PRUDENTE. Signes diagnostiques et pronostiques tirés de l'examen des urines dans la fièvre typhoïde. *Gaz. des hôpitaux.*

1864 JACCOUD. Albuminurie. *Nouveau Dict. de méd. et de chir. pratiques*, t. 1er.

— MONTI. La orine nel tifo. *Gazet med. Italian.*

— SIRÉ. De la disparition des chlorures et de la diminution des phosphates dans les urines, comme signes pathognomoniques de la fièvre typhoïde. *Gazette des hôpitaux.*

— SMOLER. Klinische Studien uber Alb. in einiger acuten und chronischen Krankheiten. *Prager Vierteljahrschrift*, t. II.

— TRAUBE. Ueber vermehrte Harnstoff production in fieberhaften Krankheiten. *Berlin Klin. Wochenschrift.*

— DUCHECK (A.). *Wochenblat d. Zeitschr. d. K. K. Gesellsch. der Aerzte zu Wien*, n° 51.

— SPANTON (W.-D.). On the urine of typhoïd and typhus fever. *Medical Times and Gaz.*

1865 BARTELS. *Deutsch. Arch. f. Klin. Med.*

— BEALE. De l'urine et des dépôts urinaires. *Traduction française.* Paris.

— Gubler. Albuminurie. *Dict. encycl. des sciences med. Paris.*

— Kien. De l'augmentation morbide des urines ou de la polyurie en général. *Thèse de Strasbourg.*

— Wachsmuth. De urea in morbis feb. auct. excrétione. *Dorpat.*

— Ziegler. Urologie am Krankenbette. *Erlangen.*

1866 Baeumler. Klinische Beobacht. ueber abdominal Typhus in England. *Deutsch. Arch. f. Kl. med.*

— Hupper (H.). Ueber die Beziehung der Harnstoffausscheidung zur Korpertemperatur in Fieber. *Arch. der Heilkunde.*

— Kiener. De la polyurie. *Thèse de Strasbourg.*

1868 Bartels. Untersuch, über die Ursachen einer gastergesten Harnsaüre Ausscheid. in Krankheit. *Deutsch. Archiv.*

— Chalvet. Des matières extractives dans les maladies. *Gazette des hôpitaux.*

— Griesinger. Traité des maladies infectieuses. *Traduction française.* Paris. — 2ᵉ édition annotée par Vallin. Paris, 1877.

— Tomasi. Lezioni sul tifo. *Il Morgagni.*

1869 Nisseron. De l'urine. *Thèse de Paris,*

— Oppolzer. Beschaffenheit des Urins beim Typhus. *Wien. Allg. med. Zeitung.*

— Ogle. Case of enteric fever with blood passed from the Kidney. *The Lancet.*

1870 Hirtz (Hippolyte). Essai sur la fièvre en général. *Thèse de Strasbourg.*

— Molé. Signes précis du début de la convalescence. *Thèse de Paris.*

— Neubauer et Vogel. De l'urine et des sédiments urinaires. *Traduction française.*

— Unruhe. Ueber Stikstoffsausscheidung bei fieberhaften Krankheiten. *Virchow's Archiv.,* t. XLVIII.

1872 Charvot. Température, pouls, urines, dans la convalescence de quelques maladies aiguës. *Thèse de Paris.*

— Hoepffner. De l'urine dans quelques maladies fébriles. *Thèse de Paris.*

— Papillon. De la valeur de l'examen des urines dans le diagnostic. *Thèse de Paris.*

— Murchison. On the continued Fevers of great Britain. *London.*f

— Primavera. Manuale di chimica clinica. *Napoli.*

1874 Anstie. On tissue destruction on the febrile state and ist relations to treatment. *The Practitioner.*

— Fouilhoux. Des variations de l'urée dans les maladies. *Thèse de Paris.*

— Gautier. Traité de chimie appliqué à l'hygiène, à la physiologie et à la pathologie. 2 *vol. Paris.*

— Samuel-West. De l'élimination de l'urée dans certaines maladies.
The Lancet.

— Battaglia. Obs. d'un cas de fièvre typhoïde dans lequel la température n'était pas en rapport avec les produits d'excrétion urinaire. *Il Movimento.*

— Harley. De l'urine et de ses altérations pathologiques. *Traduction française.* Paris.

2ᵉ PARTIE.

Indication des principaux travaux effectués sur les pigments de l'urine.

1845 Simon. Animal chemistry. *Traduction anglaise, tome I, page 65. Londres.*

— Heller. Ueber neue Farbstoffe im Harn; Uroxantin, Uroglaucin und Urrhodin. *Arch. f. path. Anat. und Mikr.*, t. II, p. 161.

1846 Scherer. Ueber die Extractionsstiffe des Harns. *Ann. der Chem. und Pharm.*, t. LVII, p. 180.

— Martin (Al.). Das Urokyanin. *Dissertation inaugurale. Munich.*

1847 Virchow. *Arch. für path. Anat..* t. I, p. 423.

1851 Gubler. De la coloration bleue des urines chez les cholériques. *Soc. de biologie.*

— Virchow. Ueber krystallinische thiérische Farbstoffe. *Verhandl. der phys. med. Gesellsehaft in Wurtzburg*, t. XII, p. 303.

1852 Heller. *Archiv. für Chem. und Mikroscop.*, p. 121.

— Harley. *Pharmaceutical Journal.*

1853 Kletzinski. Ueber Uroglancin als Indenoxyd. *Arch. Chem. und Mikr.*, t. VI, p. 184, 211, 338.

— Robin et Verdeil. *Traité de chimie anatomique et physiologique.*

— Hassall. *Procedings of royal Society.*

1854 Hassall. Of indigo in human urine. *Philosophical transactions.*

— Sickerer. Ueber die Bildung von Indigo im Menschlichen Organimus. *Ann. der Chem. und Pharm.*, t. XC, p. 120.

— Virchow. *Wurzburg. Vorhands.* t. II, p. 303.

1855 Gubler. *Soc. méd. des hôpitaux.*

— Harley. Ueber Urohamatin und seine Verbindung mit animalischen. *Verhandl. der phys. med. Gesellsch, in Wurzburg*, t. V, p. 1.

— Schunck. On the formation of Indigo Bluc. *Memoirs of the Litterary and Philosophical Society of Manchester*, 2ᶜ série, t. XII, p. 177.

1856 Frerichs et G. Staedler. Ueber die Umwandlung der Gallensauren in Farbstoff. *Arch. f. Anat. und Phys.*, p. 155.

1857. Gubler. Sur l'ictère hémaphéique. *Soc. méd. des hôp. et Union médicale.*

— Schunch. On the formation of Indigo blue. *Memoirs of the Manchester Soc.*, 2e partie, 2º série, t. XIV, p. 190.

1858 Payne. *Indian Annals of Medical science. Calcutta.*

— Eiselt. *Prager Vierteljahrsschrift*, p. 190.

1859 Carter. On Indican in the blood and urine. *Edinburg medica Journal.*

— Gubler. Analogie d'action de l'acide nitrique sur la bile et sur l'hématoïdine. *Soc. de biologie.*

— Munck. *Allg. med. central Zeitung*, vol. XXVIII.

1860 T. Carter. On Indican in the Blood and urine. *Edinburg med. Journ.*, t. V, p. 119.

— Eade. Blue deposits in urine. *Arch. of medecine*, t. I, p. 311.

— Rottman. Kurze Notiz ueber Vorkommen von Indighan im Urin. *Arch. der pharm.*, t. XCIX, p. 288.

1860 Bolze. *Prager Vierteljahr.*, p. 140.

1861 R. Lawson. Some observations on the urinary and alvine excretions, as they appears within the tropics. *Brit. Rew.*, p. 488.

1862 Eiselt. *Prager Vierteljahrschr.*, p. 26.

1864 Thudichum. *British med. journ.* et *Schmidt's Jahrbucher*, t. CXXV, p. 154.

1865 Pribram. *Prager Vierteljahrsschrift*, p. 16.

— Ziegler. Die Uroscopie am Krankenbette, p. 24. *Erlangen.*

1868 Méhu. Indican et urochrome. *Gaz. hebd. de méd. et de chir.*

— Thudichum. *Journ. f. prakt Chem.*, t. CIV, 257.

1869 Jaffé. *Zeitschrift f. analyt. Chemie*, t. IX, p. 150.

1870 Méhu. Traité pratique et élémentaire de chimie médicale appli-
— quée aux recherches cliniques. *Paris.*

— Almen. Change in the urine from the external use of carbolic acid. *The Lancet.*

1871 Hardy. Principes de chimie biologique. *Paris.*

— F. Laking. Indican in the urine. *Saint-Georges Hospital Reports*, t. VI, p. 97.

— Mehu. *Bulletin de thérapeutique.*

— Jaffé. *Jahresbericht de Virchow et Hirchs.*

1872 Jaffé. Ueber den Ursprung der Indicans. *Centralblatt*, § 2, pages 481, 497.

— Rosenstirn. Der Harnbestandtheile bei Morbus Addisonnii. *Virchow's Arch.*, t. LVI, p. 27, 37.

1873 Jaffé. *Arch. gén. de med., Revue chimique*, par Mehu.

— STOCKVIS. Die Indentität des Choletelins und Urobilins. *Central-blatt*, p. 241.

— BOUCHARD. Leçons sur les urines faites à l'hôpital de la Charité. *Gazette hebdomadaire* et *Tribune médicale*.

1874 F. BAUMSTARK. Zwei pathologisch Harnfarbstoffe. *Berichte der Deutsch. Chemischen Gesellschaft zu Berlin*, t. VII, p. 1170.

— EDLEFSEN (de Kiel). Uber den Ursprung und das Vorkommen des Indican im Harn. *Berliner, Klin. Wochens Chrift*, n° 49, p. 623.

— HOPPE-ZEYLER. Einfache Darstellung von Harnfarbstoff aus Blut-farbstoff. *Berichte der Deutsch. Chemischen Gesellschaft zu Berlin*, t. VII, p. 1065.

— F. MASSON. Des matières colorantes du groupe Indigo, considérées au point de vue physiologique. *Archives de Physiologie*.

— M. NENCKI. Ueber die Harnfarbstoffe aus der Indigogruppe and über die Pancreasverdanung. *Berichte der Deutsch. Chem. Gesell-chaft zu Berlin*, t. VII, p. 1593.

— R. NIGGELER. Ueber Harnfarbstoffe aus der Indigogrupqe. *Arch. f. exp. Path. und Pharm.*, t. III, p. 67.

— CH. ROBIN. Leçons sur les humeurs normales et morbides. 2ᵉ édit. *Paris*.

1875 E. BAUMANN. Ueber Gepaarte Schwefelsauren im Harn. *Arch. für die Gesammte Physiol.*, t. XII, p. 69.

— BOGOMOLOFF. Zur Lehre von der Harnfarbstoffen. *Centralblatt*, n° 14.

— ESOFF. Ueber Urobilin im Harn. *Arch. für die Gesammte Phy-siol.*, t. XII, p. 50.

— GUBLER et ALBERT ROBIN. De l'hémaphéisme dans les maladies saturnines. *In thèse d'agrégation de Renaut : Sur l'intoxication saturnine chronique*; et *in thèse de Rousseau : Sur les urines icté-riques et pseudo-ictériques*.

— JAFFÉ. Ueber die Enstehung der Indigo im Thierkorper. *Central-blatt*, p. 658.

1875 W. KUHNE. Ueber Indol aus Eiweiss. *Bericht. der Deutsch. Chem. Gesellschaft zu Berlin*, t. VIII, p. 206.

— L. LIEBERMANN. Ueber Choletelin und Hydrobilirubin. *Arch. für die Gesammte Phys.*, t. IX, p. 181.

— M. NENCKI. Ueber das Indol. *Berichte der Deutsch, Chem. Gesells-chaft zu Berlin*, t. VIII, p. 711.

— J. REOCH. Notes sur les pigments de l'urine. *Journal of anat. and. phys.*, t. XV.

— ALBERT ROBIN. Note sur un cas d'urine bleue. *Société de biologie*.

— SCHNEIDER (de Berne). Trois faits d'indigurie. *Corresp. Bl. f. Schweiz. Aerzte*, n° 23, p. 678.

— STILLER. De la mélanurie dans le cancer. *Deutsch Archiv. für Klin. Med.*, t. XVI, p. 415.

— Thudichum. Further Researches on Bilirubin and its Compaunds. *Journ. of the chem. Soc.*, 2ᵉ série, t. XIII, p. 389.

— Wolfberg. Sur l'excrétion de l'indigo par les urines pendant l'usage interne de l'acide salicylique. *Deutsch. Archiv. für Klinische Med.*, t. XV, p. 603.

1876 Gubler. Note sur le violet de Paris. *Journal de pharmacie et de chimie.*

— Nencki. Sur l'histoire de l'indol et les procédés de fermentation dans l'organisme, *Bericht der deutschen chem. Gesell. zu Berlin.* Bd. IX, p. 299.

— Salkowski. Uber die Quelle des Indicans im Harn der Fleischfresser. *id.*, p. 1º 138.

— *Idem.* Sur la formation de l'Indol dans le corps des animaux. *id.*, p. 408.

1877 Albert Robin. Note sur l'action de l'acide salicylique sur les urines de la fièvre typhoïde. Augmentation de l'indican. *Société de biologie.*

TABLE DES MATIÈRES

Paris. — PARENT, imprimeur de la Faculté de Médecine, rue Mʳ-le-Prince, 31.